U0251891

母婴护理师操作规范

主　审　张　刚

主　编　王　刚　高　岩

执行主编　贺晓春　何　华　刘玲芳　何嘉懿

副主编　刘伟信　王献民

编　委（排名不分先后）

贺晓春　刘玲芳　何　婧　蒋凤碧　凌　陶

肖桂华　吴　优　陈晓琴　陈　琳　徐丹凤

昝玲丹　宋　蝶　李　艾　何　敏　肖义维

黄　燕　滕沁伶　史晓庆　王　彤　李剑兰

郑小琴　曾莉娟　鲁　浩　冯婷婷　王　兰

卢瑞鸽

四川大学出版社
SICHUAN UNIVERSITY PRESS

图书在版编目（CIP）数据

母婴护理师操作规范 / 王刚，高岩主编 . — 成都：
四川大学出版社，2023.10
ISBN 978-7-5690-6374-5

Ⅰ . ①母… Ⅱ . ①王… ②高… Ⅲ . ①产褥期－护理
－技术操作规程②新生儿－护理－技术操作规程 Ⅳ .
① R714.61-65 ② R174-65

中国国家版本馆 CIP 数据核字（2023）第 188423 号

书　　名：母婴护理师操作规范
　　　　　Mu-Ying Hulishi Caozuo Guifan
主　　编：王　刚　高　岩

选题策划：许　奕
责任编辑：许　奕
责任校对：倪德君
装帧设计：胜翔设计
责任印制：王　炜

出版发行：四川大学出版社有限责任公司
　　　　　地址：成都市一环路南一段 24 号（610065）
　　　　　电话：（028）85408311（发行部）、85400276（总编室）
　　　　　电子邮箱：scupress@vip.163.com
　　　　　网址：https://press.scu.edu.cn
印前制作：四川胜翔数码印务设计有限公司
印刷装订：四川五洲彩印有限责任公司

成品尺寸：185 mm×260 mm
印　　张：11.75
字　　数：287 千字

版　　次：2023 年 11 月 第 1 版
印　　次：2023 年 11 月 第 1 次印刷
定　　价：60.00 元

本社图书如有印装质量问题，请联系发行部调换

扫码获取数字资源

四川大学出版社
微信公众号

版权所有 ◆ 侵权必究

前　言

随着国家三孩生育政策的实施和《中国妇女发展纲要（2021—2030年）》《中国儿童发展纲要（2021—2030年）》的发布，母婴护理师的市场需求逐渐增加。母婴护理师提供孕妇、产妇和婴儿的健康和营养等方面的服务。作为一种新兴的服务行业，其在增加就业、改善民生、扩大内需和调整产业结构方面具有重要作用。

党中央、国务院和各级政府高度重视家庭服务业的发展，为其指明了方向。关注妇女儿童健康对于提高全民族健康素质、促进经济和社会和谐发展至关重要。母婴护理师作为一种专业化的家政服务职业，以"儿童优先，母亲安全"为宗旨，逐渐被人民群众认可和接受。然而，母婴护理行业也存在一些问题，如人才缺乏、操作指导规范缺乏以及服务人员良莠不齐等。为此，我们参考了国家标准委员会发布的《家政服务　母婴生活护理服务质量规范》（GB/T 31771—2015），编写了《母婴护理师操作规范》。

本书旨在规范和科学化母婴护理师培训工作，吸引更多专业素质高、技术能力强的母婴护理师参与妇女儿童保健工作，使其成为提高人口素质和保障母婴安全的重要社会力量。

本书由四川省妇幼保健院的专家编写，包含母婴护理师在家政服务中的职业道德和意识、行为准则、工作职责以及孕产妇护理、新生儿护理、儿童保健、儿童安全防护和家庭急救处理等内容。编者力求科学实用，尽量避免使用专业术语，使内容通俗易懂。

本书可用作四川省母婴护理师培训教材，也可作为普及妇女儿童保健知识的读本，是改变传统孕育观念，实现优生、优育和优教的必备读物。书中难免存在疏漏之处，欢迎读者提出宝贵意见和建议，以便及时修订和补充。

目录

第一章

母婴护理师的职业道德和意识及行为准则

一、职业道德和意识

（一）职业道德

职业道德是指在进行职业活动的过程中，一切符合职业要求的心理意识、行为准则和行为规范的总和。"爱岗敬业、关爱母婴、热情服务、尊重隐私"是母婴护理师的基本职业道德。

（二）职业意识

1. 服务意识：按规定履行岗位职责，注意仪容仪表、行为举止、言谈称呼和服务操作。倾听客户意见，根据客户需求提供服务。不断创新服务理念，增强竞争优势。

2. 客户意识：正确认识客户的真正含义，理解工作的价值和责任。始终为客户着想，发自内心真实地提供服务。

3. 质量意识：在工作范围和时间内完成服务工作，具有较高的技能、知识和沟通水平等。母婴护理师应不断提升服务质量，同时提高综合能力，抵制不良影响，提升文化素质。

4. 信誉意识：信誉来源于一言一行、仪容仪表、服务程度和态度等方面。母婴护理师要为客户提供舒适、便捷、安全、卫生、完善的服务，最大限度地满足客户需求。信誉好坏取决于满足程度。信誉良好的母婴护理师具备爱心、诚心、细心，让客户感受到舒适、安全和家人般的关怀。

二、行为准则

1. 尊重和保护客户隐私：尊重客户的个人隐私，严格遵守保密原则，不漏露客户的个人信息。

2. 诚信和诚实：以诚实守信为基础，与客户建立互信关系。不夸大自己的能力或提供虚假信息。

3. 专业素养：具备相关专业知识和技能，在工作中持续学习和提升自我。通过培训和继续教育，不断更新相关知识和改进自身的专业能力。

4. 充分沟通：与客户保持良好的沟通，倾听客户的需求和意见，并提供相应的解决方案。在进行沟通时，使用清晰、准确和恰当的语言。

5. 文明礼貌：保持良好的仪容仪表和行为举止，与客户和其他工作人员交往时，始终保持礼貌和友善。

6. 安全和卫生：注重工作环境的安全和卫生，采取必要的防护措施，确保客户和自身的安全。

7. 敬业精神：对工作保持高度的敬业精神，以客户需求为导向，尽力提供优质的服务。

8. 遵守行业规范：遵循相关法律法规和行业准则，避免违法行为和职业道德问题。

母婴护理师应始终以客户的利益为重，注重职业操守，为客户提供专业、安全、负责任的护理服务。

（贺晓春）

第二章

母婴护理师的职业礼仪与沟通技巧

一、职业礼仪

（一）仪容仪表

1. 保持面部清洁，避免浓妆，头发整洁，过肩长发应戴发网。

2. 注意手部卫生，勤洗手并修剪指甲，保持短而干净的指甲，并护理好手部皮肤，以避免粗糙和干裂。

3. 养成良好的个人卫生习惯，勤洗澡，饭后漱口，确保身体和口腔无异味。

4. 着装要与工作职业相适应，简约大方，不穿裙子或暴露、紧身、短小、艳丽的服装。衣物前部不要有拉链、金属扣或亮片等装饰品，以防划伤婴儿。

5. 工作服要干净整洁，佩戴服务胸卡，避免污渍和异味。

6. 穿着舒适的平底鞋，保持鞋面整洁。

7. 不喷香水、涂指甲油或佩戴任何首饰，如戒指、手镯、耳饰、项链等。

（二）体态礼仪

1. 站姿：挺直、舒展，双腿并拢或分开稍宽，收腹挺胸，肩平不摇，双臂自然下垂，头正，眼睛平视，不扭动身体或晃动腿脚。

2. 坐姿：轻轻坐下，上身前倾，双腿轻轻合拢，背挺直，双臂自然放在大腿上，或左手轻握右手四指放在大腿上。不摆动身体、跷二郎腿或扶下巴。

3. 走姿：头正颈直，上身保持直立，肩平不摇，眼睛向前看，步伐轻快有弹性，步幅适中，双臂自然前后摆动。不驼背，不摇头扭胯，不拖泥带水，不将手插入裤袋或倒背手走路。

4. 其他体态礼仪：动作规范，面带微笑说"请进"或"请坐"。

（三）交往礼仪

1. 沟通礼仪：面对对方介绍时表现出诚意，用语言回应表示友好；自我介绍时先打招呼并告知姓名身份，注意手势、姿势、眼神和表情的协调配合。

2. 用餐礼仪：入座时要轻巧，身体占据一部分椅子，保持背直，使用餐具文雅，交谈声音轻细，注意照顾老人和小孩。

（四）居家礼仪

1. 接待客户礼仪：做好接待准备工作，包括环境布置和准备接待物品，彬彬有礼地开门迎接客户，引导客户至座位，提供茶水等服务，礼貌送客并给客户留下良好印象。

2. 手持物品或递接他人物品时的礼仪：注意安全和卫生，优先使用双手递接物品，尖刃物品朝向自己，让对方容易接取物品。

3. 接打电话的礼仪：快速应答电话并说"对不起，久等了"，礼貌回答问题，并在结束通话时说告别语。

4. 服务礼仪：遵守"5S服务标准"，即微笑服务、规范服务、即时服务、个性化服务、满意服务。根据客户需求提供微笑、规范、及时、个性化的服务，使客户满意。

二、沟通技巧

（一）言语沟通技巧

1. 使用日常礼貌用语，根据客户年龄和辈分称呼，避免直呼其名。

2. 掌握问候、辞别、答谢、请托、道歉、征询、慰问、祝贺和夸赞的常用语，并以真诚和诚信为基础表达。

3. 避免使用不礼貌、无称呼、藐视、烦躁、冷淡、否定性、过于专业难懂的言语和闲话。

4. 在沟通中注重倾听，尽量保持"三分说七分听"的比例，给予对方足够的关注和理解。

5. 学会察言观色，通过观察客户的肢体语言和面部表情来了解其真实意图，特别关注眼神的变化。

6. 在沟通中注意避免说错话，如有失言要及时道歉而不是编造借口，避免争论和炫耀自己的知识，以保持良好的沟通氛围。

（二）沟通的注意事项

成功有效的沟通对于客户接受服务和顺利开展工作至关重要。除了掌握过硬的服务技能，与客户保持良好的沟通同样重要。为了实现成功有效的沟通，需要注意以下几点。

1. 提高自身素质：从提高自身的基本素质做起，文明用语，礼貌待人。

2. 留下好的第一印象：

（1）注意外表，保持整洁朴实的形象。

（2）以平和的语气打招呼，展示礼貌和自信。

（3）举止得体，专注倾听客户需求，恰当地回答问题，避免询问隐私。

3.拥有良好的心态：在工作中保持愉快心情，追求高标准，提供充满爱心的服务。

4.同理心：将心比心，有包容心。尤其针对具有不同程度抑郁的产妇，表现出爱心和宽容心，不与客户争吵和对抗。

5."四多""两少"沟通方式。

（1）"四多"：多倾听、多询问、多使用乐观语调、多使用非语言沟通方式。

（2）"两少"：少使用"我"，尽量使用"我们""咱们"来缩短心理距离；少反驳客户意见，先从内心认同客户的话语。

与客户进行有效沟通是一门学问。能掌握这门学问，可以事半功倍；若不能掌握，则可能会妨碍工作进展。作为母婴护理师，重视和提高与客户沟通的能力至关重要。

（凌陶）

第三章

产前准备

第一节　孕妇日常生活照料

一、孕妇起居护理

（一）了解孕妇的心理特点

孕妇的情绪容易不稳定。身体形态和角色的改变以及内分泌水平的变化都会给孕妇带来压力。作为母婴护理师，必须了解孕妇的心理变化，提供有效的护理措施，促进孕妇调适。

（二）与孕妇愉快相处

孕妇情绪波动是常见现象，可能由早孕反应和心理压力引起。了解孕妇的心理特征，并有针对性地解决问题，可以帮助缓解这些情绪变化问题。

早孕反应受到躯体和心理因素影响，心理因素对妊娠剧吐有较大影响。避免刺激孕妇，提供支持和关怀，可以减轻她们的症状。孕妇可能面临担忧和压力。在与孕妇交流时，要理解她们的困扰和需求，并提供支持和鼓励。对科学信息的认知不足或误解可能导致孕妇的焦虑和担心。提供准确的信息和解释，消除其疑虑，并鼓励其咨询医生或专业人士，以获得正确的指导。在与孕妇互动时，避免争论或引发冲突，尽量保持平和、理解和耐心的态度。积极倾听她们的感受，并提供支持和理解。如果孕妇情绪失控，不要与其争吵或加以指责，以免造成更严重的后果。相反，应给予理解和安慰，并鼓励她们寻求专业帮助或支持。

（三）孕妇的衣着准备

孕妇的服装应宽松舒适，样式简单，易穿脱，并保持清洁卫生。避免穿紧身衣裤或束腰带。选择鞋子时要考虑安全性和舒适性，不宜穿高跟鞋或容易脱落的凉鞋。妊娠期应避免穿环形袜带、圆口松紧的长筒袜或紧身袜，可选择弹性好的连裤袜。孕妇的衣着还需根据季节和气候进行适当调整。

（四）孕妇的作息护理

孕妇容易疲劳，因此其需要明白预防疲劳的重要性，并掌握相应的预防措施。休息和睡眠可以有效恢复体力。建议让孕妇采取舒适的卧位，如左侧卧位或坐位（腿抬高），使心理和身体各部位肌肉充分松弛，尽量伸展肢体，促进血液循环。孕妇应保证每晚至少8小时的睡眠，根据个人需求获得充足的睡眠时间，白天休息时间不低于1小时。

（五）孕妇的日常活动

孕妇可以参加室外运动，获得阳光和新鲜空气。运动量以不感疲劳为宜，根据个体情况而定。室外散步是最好的运动方式，简单易行，可刺激全身肌肉活动，增强盆底肌力量。除散步外，建议适当参加娱乐活动，如看电影、听音乐、拜访朋友等，这样有助于孕妇放松心情，减轻精神压力，营造轻松愉快的家庭氛围。在进行上述运动时要避免过度。

（六）孕妇的洗浴护理

1. 注意水的温度，洗浴水温不要过高，通常控制在37℃以下。

2. 采取站立位洗浴，避免坐浴，以防细菌、病毒进入阴道、子宫引发感染，或导致尿路感染，增加用药概率。

3. 时间不宜过长，每次洗浴最好控制在20分钟以内。若出现头晕、视物模糊、胸闷、乏力等症状，应立即停止洗浴并适当休息。

4. 注意防滑，在浴缸里垫上防滑垫，浴室地板没有防滑作用时，需垫上垫子。

二、孕妇饮食护理

（一）孕妇饮食特点

孕妇的营养对自身和胎儿健康非常重要。胎儿发育、母体子宫增大、分娩产力、产后哺乳等都需要营养。为了孕妇和胎儿的健康，需注重加强孕妇营养。除了满足孕妇自身所需，还要考虑胎儿所需的营养。合理搭配食物可以满足孕妇的营养需求，不一定需要大量食用肉类等。当孕妇的营养充足、身体状况良好时，胎儿发育情况也会较好。

（二）孕妇饮食要求

1.多吃粗粮，其富含蛋白质、纤维素和维生素等。少食精制米面。

2.多吃新鲜蔬菜和水果，其富含维生素和微量元素，能满足人体的需求。

3.多吃豆类、花生、芝麻制品，这些食物富含蛋白质、脂肪、维生素B、维生素C、钙和铁。豆芽还含有丰富的维生素E。

4.多摄入鱼类、禽/畜肉类、蛋类、奶类等食物，它们富含身体所需的蛋白质，特别是牛奶和鸡蛋中含有大量磷脂，有助于胎儿骨骼生长和神经系统发育。

第二节　孕妇操

一、定义

孕妇操也叫作孕妇保健操，主要用于锻炼孕妇腿部、腹部、腰部、骨盆处的肌肉。孕妇操包括腿部运动、腰部运动、一般运动、腹式呼吸等。掌握孕妇操的正确步骤，可以达到事半功倍的效果。

二、目的

孕妇操不仅有助于胎儿生长，还能有效提升孕妇体力，有利于自然分娩。孕妇在做孕妇操前，一定要先咨询医生，看看自己是否适合做孕妇操，以免带来不必要的伤害。

三、要求

孕妇需要在专业人士的指导下进行孕妇操训练。

四、禁忌证

如果孕妇有流产史、前置胎盘，以及宫颈松弛症，尽量不做孕妇操。

五、流程（表3-1）

表3-1　孕妇操流程

腿部运动	平行站立：可以预防腰痛发生。	背靠墙壁站立，全身贴近墙壁，张开双脚与肩同宽，膝盖与脚尖保持平行。尽量减少腰部和墙壁之间的空隙，如感困难，可以将双脚前移至距离墙壁20cm左右的地方。上体贴住墙壁，下蹲至膝盖半屈。然后慢慢恢复成原来的站姿。如此反复练习。
	小腿伸展：可有效地缓解腿部的沉重感。	双腿前后张开，前腿弯曲，后腿伸直，练习小腿伸展。后腿脚跟要着地，后腿脚尖朝前，身体不要弯曲，臀部不要翘起。
	腿部放松：有利于腿部血液循环，预防腿部肿胀、双腿发沉以及静脉瘤等。	身体呈仰卧姿势，收起双膝，一条腿伸直并向上高举，保持此姿势，脚尖绷紧后放松，再绷紧，再放松，如此反复数次后，再弯曲膝盖，慢慢将腿放回成原来姿势，然后换另一条腿。如此反复练习。
	腿部活动：可加强骨盆关节灵活性和腰部肌肉。	膝盖并拢，左右翻倒。两腿轮换，屈腿，向外翻倒。早、晚各做5~10次。
	足部运动：增强足部肌肉以承受日渐沉重的身体，避免脚踝损伤。	坐在靠背椅子上保持背部挺直，腿与地面呈垂直状态，脚心着地；然后脚背绷直、脚趾向下，使膝盖、脚踝和脚背成一直线。双脚交替做这个动作。
	盘腿坐运动：可松弛骨盆关节，伸展骨盆肌肉，帮助顺利分娩。	盘腿坐下，背部挺直，双手轻放在双膝上，每呼吸一次就用手按压一下，反复进行。早、晚各做3分钟。
腰部运动	提腹运动：有利于臀部肌肉和骨盆底部肌肉的收紧，可以预防尿失禁。	身体呈仰卧姿势，弯曲双膝，双脚分开与腰同宽。双臂伸直，手掌朝下，放于身体两侧。一边呼气，一边挺起腰部，之后保持此姿势，一边吸气，一边默数5下，然后再一边呼气，一边慢慢放下腰部。如此反复练习。
	腰部扭转：一种扭转骨盆的运动，能有效预防妊娠期腰痛。	身体呈仰卧姿势，双膝并拢，抬高双腿，与身体成90°角，向左侧慢慢放倒双腿（大约成45°角），保持此姿势并默数5下。然后恢复原来的姿势，再向右侧放倒双腿。如此反复数次。
	腰部拉伸：可增强小腹、骨盆及背部的肌肉，缓解背部酸痛。	双手、双膝着地呈跪姿，双膝与髋同宽，小腿与脚背贴地，双手与肩同宽。头微仰，背部慢慢向下压，然后头微低，背向上拱。如此重复做5次。从妊娠5个月后开始。
一般运动	提肛运动：增加肛门和会阴肌肉的弹性及控制力，有利于分娩。	收紧会阴肌肉、肛门肌肉，像憋住大小便一样，5~10秒后呼气放松。重复做10~15次。
	猫姿练习：倾斜骨盆的练习，可有效预防腰痛，并对分娩时所需的肌肉进行锻炼。	双手、双膝着地呈跪姿，双膝与髋同宽，小腿与脚背贴地，双手与肩同宽。一边呼气，一边以猫夹着尾巴的姿势绷紧腹部，前倾骨盆，拱起后背。吸气后，再一边呼气，一边慢慢放松腹部恢复到起始姿势，同时向上抬头。整个过程中肘部不要弯曲。

续表3-1

腹式呼吸	腹式呼吸第一步。	盘腿而坐，拉伸背部肌肉，双手放在下腹部。首先呼气，放松双肩，然后用鼻子吸气，待腹部胀满后再用嘴慢慢呼出。如此反复练习2~3次。练习时双肩放松，注意力要集中在呼气上，呼气时间尽量长一些。
	腹式呼吸第二步。	盘腿而坐，双手分别放在双膝上，上体前倾，一边呼气，一边轻轻向下按压双膝，然后再直起上体，一边吸气，一边慢慢恢复双膝至起始位置。如此反复练习。

六、健康教育

1. 操作前：告知孕妇操的准备工作、目的、好处、可能出现的不适及注意事项。
2. 操作中：告知孕妇在做孕妇操的过程中注意调节呼吸，如有不适及时呼救。
3. 操作后：告知孕妇注意休息，适量饮水，如有不适及时就诊。

七、注意事项

1. 孕妇运动时应注意心率，不要过快，尽量不超过最大心率。如出现不适，应立即停止运动并就医。
2. 着装宜宽松舒适，鞋子要合脚轻便，运动中及时补水，防止虚脱。注意保暖，选择空气清新的场所锻炼，有益于母体和胎儿健康。
3. 患有糖尿病的孕妇可适度增加运动量以控制血糖，患有高血压的孕妇要限制运动量，有习惯性流产史的孕妇在早期要卧床休息，多胎妊娠的孕妇最好选择轻缓的散步等运动。但是，具体情况因人而异，请在咨询产科医生后确定适当的运动计划。

第三节 分娩球训练

一、定义

分娩球是为孕妇设计的橡胶球，分为大、小两种，能提供较大的支撑面积，保证孕妇坐在球上时安全，并通过球面凸起对盆底组织进行按摩。孕妇可以通过适当的分娩球训练来调节身心，在产前和产时缓解宫缩疼痛，促进自然分娩。

二、目的

孕妇分娩球训练可以增加流到子宫、胎盘、胎儿的血液量，减少骨盆部肌肉压力，提高孕妇身体平衡及协调能力，使其维持足够的腹部和背部力量，减少对宫缩疼痛的敏感性，促使宫口扩张、胎先露下降，帮助纠正异常胎位，有助于顺利分娩。

三、要求

妊娠期及临产后，需要在专业人士的指导下进行分娩球训练。

四、禁忌证

1. 母体因素：妊娠合并高血压、癫痫、心脏病、前置胎盘、胎盘早剥、先兆流产、早产、多胎妊娠等。
2. 胎儿因素：羊水粪染、胎儿窘迫等。
3. 其他：产时使用硬膜外镇痛，以及使用盐酸哌替啶、地西泮等镇静药物时。

五、流程（表3-2）

表3-2　分娩球训练流程

操作前准备	环境准备。	温度适宜，空气清新，播放轻松舒适的背景音乐。
	个人准备。	孕妇排空大小便，换上宽松的衣服，建议赤脚（注意保暖）。
	物品准备。	瑜伽垫、分娩球、宽松的衣服、温水。
操作步骤	热身运动，可以放松肌肉，避免损伤。	头部运动：站在瑜伽垫上，两腿分开同肩宽，头部向左慢慢转动90°后回到正前方，再向右慢慢转动90°后回到正前方。头部向左后方慢慢旋转后回到正前方，头部向右后方慢慢旋转后回到正前方。
		肩部运动：站在瑜伽垫上，两腿分开同肩宽，两肩内旋两次，再外旋两次。
		手部运动：站在瑜伽垫上，两腿分开同肩宽，左手伸展贴耳侧向右侧轻压，回到起始位置，右手伸展贴耳侧向左侧轻压。
		腿部运动：站在瑜伽垫上，两腿分开同肩宽，左腿轻抬适当抖动，然后右腿轻抬适当抖动。
	产前伸展运动，伸展过紧肌肉：胸大肌、上斜方肌、竖直肌、胸锁乳突肌。孕12周开始练习，每周2～3次，每个动作维持10秒，以有轻微拉扯的感觉为宜。	在身体右侧固定分娩球，轻轻从分娩球前方坐下，双手抬起与肩平齐。
		跪式前倾位：跪在软垫上，手伸展置于分娩球上，利用分娩球带动身体向前伸展。

操作步骤	伸展身体各关节及肌肉：踝、膝、肩、髋等关节，手、腿、背、腰部的肌肉，孕28周后在产前伸展运动的基础上进行有氧运动，每天1次，每次15~30分钟。	站在瑜伽垫上，两腿分开同肩宽，分娩球先抱于身体一侧，然后放于前方，轻轻下蹲再起身，伸展双手将分娩球推向左方，回到身体中间，再以同样的动作推向右方，逐渐加快速度。
		站在瑜伽垫上，两腿分开同肩宽，分娩球先抱于身体一侧，然后放于前方，轻轻下蹲再起身，伸展双手将分娩球以画半圆的方式向左方推至左侧头顶部，再回到身体中间，再以同样的动作推向右方，逐渐加快速度。
		站在瑜伽垫上，两腿分开同肩宽，分娩球先抱于身体一侧，然后放于前方，轻轻下蹲再起身，伸展双手将分娩球以画圆圈的方式，向左方推至左侧头顶部，然后划向右方，再以同样的动作从右方推向左方，逐渐加快速度。
	产时分娩球使用方法：放松骨盆的关节与肌肉，使其柔韧，缓解腰背部不适。骨盆摇摆运动（坐式、跪式、站式）：上下震动，倚靠墙面滑行。	坐式骨盆摇摆，坐于分娩球上，双腿分开，慢慢旋转髋关节，前后左右摆动。
		坐式震动，坐在分娩球上，上下震动。
		坐在分娩球上，顺时针或者逆时针用分娩球带动身体旋转。
		跪式前倾位，跪在软垫或者床上，利用分娩球带动身体前后移动、旋转或者摇摆骨盆。
		跪式前倾位，跪在软垫或者床上，利用分娩球做支持，陪伴者给予按摩或者骨盆挤压。
		侧卧位，分娩球放在双腿之间，利用分娩球做支撑，使产妇骨盆打开。
		半坐卧位，分娩球放在身体后方做支持。
		倚靠墙面滑行，分娩球放在腰背部做支持，倚靠墙面慢慢滑行。
		倚靠墙面滑行，分娩球放在腰背部做支持，前后震动。

坐式孕妇分娩球训练见图3-1。跪式前倾位孕妇分娩球训练见图3-2。

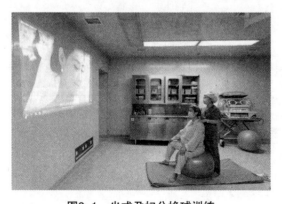

图3-1 坐式孕妇分娩球训练

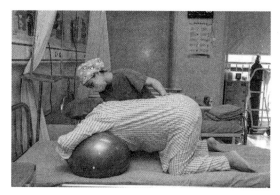

图3-2　跪式前倾位孕妇分娩球训练

六、健康教育

1. 操作前：告知孕妇分娩球训练的准备工作、目的、好处、可能出现的不适及注意事项。

2. 操作中：告知孕妇进行分娩球训练的过程中注意调节呼吸，如有不适及时呼救。

3. 操作后：告知孕妇注意休息，适量饮水，如有不适及时就诊。

七、注意事项

1. 在医生或助产士的指导下进行，尊重孕妇意愿。

2. 循序渐进地进行，如有不适立即停止。

3. 分娩球训练应在瑜伽垫/保护垫上进行，上下须加倍小心，避免脚尖训练，避免方向、水平、速度突然变化，避免长时间站立，禁止俯卧在球上。每15分钟补充100mL水，旁边需要有家属照顾陪伴，以免发生意外。

第四节　陪伴分娩时的呼吸指导

一、定义

拉玛泽生产呼吸法是一种分娩前的锻炼方法，也被称为心理预防式分娩准备法。

二、目的

拉玛泽生产呼吸法可以有效地让产妇在分娩时将注意力集中在呼吸控制上，从而转移其对疼痛的注意力，使产妇适度放松肌肉，能够充满信心地在产痛和分娩过程中保持镇定，达到加快产程并让婴儿顺利出生的目的。

三、要求

妊娠期及临产后，需要在专业人士的指导下使用拉玛泽生产呼吸法。

四、禁忌证

1. 医生认为不宜进行运动者。
2. 妊娠合并症、并发症，如前置胎盘、妊娠高血压综合征（妊高征）等，自然流产史，习惯性流产史，有早产征兆、肝内胆汁淤积（胆淤症）等。
3. 内科合并症，如心脏病、肝肾疾病、甲状腺功能亢进（甲亢）、糖尿病等。
4. 外科合并症，如扭伤、摔伤等。
5. 有不适症状，如头痛、腹痛、出血或窦性心动过速、心律不齐等。

五、流程（表3-3）

表3-3　陪伴分娩时的呼吸指导流程

廓清式呼吸	坐、躺皆可。	
	眼睛注视一个定点。	
	身体完全放松。	
	鼻子深深吸一口气，由嘴慢慢吐出，全身放松。	
手指按摩法	将手轻轻放在下腹部。	
	吸气时，将手指轻轻从腹部外围往内做环行按抚。	
	呼气时，将手指轻轻从腹部中心往外做环行按抚。	
胸部呼吸法：当孕妇无法做正常活动时使用，于分娩的第一阶段（宫颈扩展0～3cm）进行。	开始时先做一个廓清式呼吸，以坐或躺的姿势皆可。	1分钟做6～9次，每次有60秒的收缩。
	从鼻子深深吸一口气，接着由嘴慢慢吐出，吸气时，胸部有挺起的效果，吐气时，胸部又慢慢下沉。	
	结束时，再做一个廓清式呼吸。	

"嘻嘻"轻浅呼吸：通常在胸部呼吸法无效时使用，于分娩的第二阶段（宫颈扩张3～7cm）进行。	先做一个廓清式呼吸。	在一次子宫收缩中，也许会有几次感觉强烈的高点，因此呼吸速度可依需要调节，至少每次练习60秒收缩。
	在做廓清式呼吸时，将肺部的空气排出，吸一小口气，呼吸保持轻浅，呼出及吸入的气是等量的，以免换气过度。	
	呼吸技巧在于嘴巴微微张开，完全用嘴呼吸。	
	保持呼吸高位在喉咙，用发出"嘻嘻"的声音，保持用胸部高位呼吸。	
	若使用正确的呼吸技巧，照镜子时会发现喉咙在动。	
	继续轻浅呼吸，有规律感，吸气量与呼气量相等，用呼吸的快慢强弱，配合收缩的强弱。	
	结束时，再做一个廓清式呼吸。	
喘息呼吸：当"嘻嘻"轻浅呼吸无效时使用，通常运用于分娩中第一产程的末期（宫颈扩张7～10cm）。	开始时做一个廓清式呼吸。	此技巧也可加速或减速来配合强烈收缩。每次以90秒的收缩计算，假如有困难，先从45秒开始练习。
	吸一口气，接着快速做4～6个短吐，就像吹袋子一样，之后用嘴呼气，重复到收缩结束。喘息呼吸要比"嘻嘻"轻浅呼吸浅。	
	结束时，再做一个廓清式呼吸。	
用力推（宫颈扩张10cm以后）。	先做一个廓清式呼吸。	每次以90秒的收缩计算，假如有困难，先从45秒开始练习。
	宫缩时大口吸气，然后马上憋气，接着用力，就像如厕解便一样。	
	尽可能憋10秒左右，吐气后马上再吸气憋气，直到宫缩结束。宫缩间歇时完全放松骨盆底部的肌肉。	
哈气运动：在分娩阶段，当医生要求不要用力时，即可采用这个方法。	陪伴者下达"不要用力"的指令。	每次练习90秒。
	快速连续做喘息式急速呼吸，如同哈气，直到不再有想用力的感觉。	

六、健康教育

告知孕妇拉玛泽生产呼吸法的准备工作、目的、好处、可能出现的不适及注意事项。

七、注意事项

当怀孕6～7个月时，可以和丈夫一起练习拉玛泽生产呼吸法。练习时必须具备以下的条件：环境舒适、灯光柔和、音乐轻柔、情绪愉快，目光的定点可以选择喜爱的图案或玩具。

（陈晓琴　王兰）

第四章

分娩准备

第一节　生理准备和心理准备

一、生理准备

（一）相关概念

妊娠是胚胎和胎儿在母体内生长发育的过程。成熟卵子受精是妊娠的开始，胎儿及其附属物自母体排出是妊娠的终止。

（二）目的

为适应胎儿生长发育的需要，妊娠期母体的各系统会发生一系列生理变化。了解这些变化，有利于做好护理工作。

（三）妊娠期母体的生理变化及相应准备

1. 生殖系统：子宫增大，卵巢停止排卵，阴道分泌物增多，大小阴唇色素沉着，乳房增大。孕妇应勤洗澡、清洗外阴，并注意换内衣内裤。

2. 乳房变化：乳房增大，充血明显，乳头乳晕增大变黑。注意清洗乳头，避免擦破。

3. 循环系统：心脏容量增加，心率和血压略有变化，易发生下肢静脉曲张和痔疮。保持大便通畅，注意睡姿。

4. 血液变化：血容量增加，可能导致贫血。孕妇应在妊娠中晚期补充铁剂。妊娠期血液处于高凝状态。

5. 泌尿系统：肾脏负担增加，尿量增多，可能易患急性肾盂肾炎。注意检查尿常规。

6. 呼吸系统：耗氧量增加，上呼吸道感染风险增加。加强营养，保持良好心情，适量锻炼。

7.消化系统：妊娠期受雌激素影响，齿龈肥厚，胃肠功能减弱，易出现口腔问题、胃灼热（烧心）和便秘。注意口腔卫生、饮食习惯和排便。

8. 新陈代谢变化：基础代谢率增加，体重增加，对营养需求增加。孕妇应从妊娠中期起适量补充碳水化合物、脂肪、蛋白质、维生素D、钙等。

9. 其他：皮肤色素沉着，可能出现妊娠斑，产后会消退。孕妇骨盆韧带松弛，可感到腰骶部及下肢不适。

二、心理准备

（一）概述

孕妇在孕育新生命时的心理变化也是不可忽视的。一般而言，孕妇的心理敏感度比平时有所增加，在妊娠各时期会出现不同的心理变化。人际关系是影响妊娠期心理状态的重要因素。

（二）目的

调适孕妇心理，使孕妇情绪健康。

（三）心理变化

1. 妊娠确诊：孕妇在得知自己怀孕后，会产生复杂的心理反应。她们可能感到喜悦，因为证实了自己拥有健康的生育能力，并预感到作为母亲在家庭和社会中地位的改变。然而，有些孕妇可能在情绪上表现出过度兴奋，而另一些则可能感到焦虑、惶恐和紧张。

2. 妊娠早期：孕妇可能会产生焦虑、忧郁等情绪。孕妇的心理特点是情绪不稳、好激动。乐观的心态能帮助孕妇度过早孕反应不适阶段。

3. 妊娠中晚期：在妊娠中期，尤其从孕16周起，孕妇的心理特点是对异性的兴趣减少，性欲降低。孕28周后腹部增长较快，子宫向上压迫膈肌，呼吸加快，弯腰困难。受激素影响，孕妇会感到腰酸、腰痛、间歇性子宫收缩，常会担心早产。妊娠晚期，孕妇的心理比较复杂，既满怀激情，期待新生儿的出生，又会有许多忧虑和恐惧，担心分娩是否疼痛、过程是否顺利、胎儿是否安全等。此外，一旦到预产期而无临产的征兆，孕妇会出现急躁、不耐烦等心理表现。

三、护理

1. 保持良好的心态：了解妊娠与分娩的知识，听轻松的音乐，阅读等，做好心理准备。注意处理人际关系。

2. 关爱孕妇：丈夫和家人要关怀、爱护孕妇，提供细致的情感和生活照顾。经常与孕妇交流，陪伴散步，承担家务，等等。营造良好的生活和心理环境。

3. 合理安排生活：穿宽松舒适的衣服，注意保暖。从天然食品中获取营养，避免盲目摄入营养剂。保证充足的睡眠，保持卧室通风和温度适宜。进行适量的运动，如散步、孕妇操等，避免剧烈运动。注意个人卫生，勤换内衣裤、洗澡，保持皮肤清洁。

4. 孕期瑜伽和冥想：通过练习瑜伽和冥想，帮助孕妇集中注意力，放松身心，让孕妇在分娩时集中注意力在呼吸和内心感受上，达到轻松愉快的状态。

5. 妊娠期保健与产前检查：定期进行产前检查，了解自身和胎儿情况，早发现并降低分娩风险。及时了解妊娠期心理变化，提供相应的心理疏导，培养积极的心态迎接分娩。

第二节　分娩方式的选择

一、相关概念

分娩是整个生育过程中最关键的时期。分娩的全过程称为产程，是指从临产开始至胎儿及其附属物全部从母体娩出的过程。

二、要求

整个分娩过程，需要护理人员帮助孕妇建立自然分娩的信心，并教授正确的分娩理念，以获得良好的分娩结局。

三、分娩方式

（一）剖宫产

剖宫产是产科领域中的重要手术，是解决难产和某些产科合并症、挽救产妇和围生儿生命的有效手段。因此，当分娩不能经阴道完成，对母婴有危险时，应选择剖宫产结束分娩。剖宫产的主要适应证见表4-1。

表4-1 剖宫产的主要适应证

适应证	含义
胎儿窘迫	妊娠晚期因合并症或并发症所致的急、慢性胎儿窘迫和分娩期急性胎儿窘迫短期内不能经阴道分娩。
头盆不称	绝对头盆不称或相对头盆不称经充分阴道试产失败者。
瘢痕子宫	两次及以上剖宫产手术术后再次妊娠者，既往子宫肌瘤剔除术穿透宫腔者。
严重产前出血	如前置胎盘与胎盘早期剥离，出血难以控制，不能立即经阴道结束分娩者。
重度妊娠高血压综合征	经治疗无效，危及母婴安全者。
母儿血型不合	继续妊娠或等待自然分娩有胎死宫内可能者。
生殖道瘘管或子宫脱垂	经手术修补后妊娠者。
产道畸形	如高位阴道完全性横膈、人工阴道成形术后等。
前次剖宫产史	有剖宫产史，适应证依然存在；子宫体部剖宫产术后合并感染，创口愈合不佳；子宫破裂手术修补后或子宫肌瘤挖除术后妊娠，均应酌情考虑。
外阴疾病	如外阴或阴道发生严重静脉曲张者。
生殖道感染性疾病	患有严重的生殖道感染性疾病，如较重的淋病、尖锐湿疣等。
妊娠合并肿瘤	如妊娠合并宫颈癌、巨大的宫颈肌瘤、子宫下段肌瘤等。
其他	妊娠晚期，增大的子宫妨碍其他急腹症手术。
	先兆子宫破裂者。

（二）自然分娩

自然分娩是一种正常的生理过程，也是女性的本能。对于身体健康、年龄适宜、正常足月妊娠的妇女来说，自然分娩是最理想的方式。虽然在分娩过程中会有腹痛和剧烈不适，但这些都是暂时的，可以忍受。自然分娩对胎儿和产妇都非常有利。自然分娩的优点见表4-2。

表4-2 自然分娩的优点

分类	优点
对胎儿的好处	1. 分娩过程中子宫有规律地收缩，使胎儿的肺得到锻炼，有利于新生儿呼吸的建立，促进肺成熟，出生后新生儿很少发生肺透膜病。 2. 分娩时宫缩和产道产生挤压作用，可将胎儿呼吸道的羊水和黏液排挤出来，使新生儿湿肺和吸入性肺炎的发生率大大降低。 3. 免疫球蛋白在自然分娩过程中可由母体传给胎儿，而剖宫产儿缺乏这一获得抗体的过程，因此自然分娩的新生儿具有更强的免疫力。

续表4-2

对产妇的好处	1. 临产后子宫下段变薄，上段变厚，宫口扩张，这种变化使产妇产后子宫收缩力增强，有利于产后恶露排出，子宫复原，减少产后出血，且免受麻醉和手术的影响，产后恢复快。 2. 自然分娩是一个自然的过程，是一种正常的分娩途径。孕妇在妊娠后应该做好充分的思想及心理准备，如果没有异常情况，为了母亲和婴儿的健康，应尽量争取自然分娩。

四、分娩镇痛方式和内涵（表4-3）

表4-3　分娩镇痛方式和内涵

镇痛方式	内涵
药物镇痛	优点：镇痛效果好，尤其适合中、重度疼痛的孕妇。孕妇全程清醒，可参与产程的全过程。椎管内分娩镇痛只是为了减轻宫缩带来的痛感，并不会影响运动功能（如正常宫缩、屏气用力、排便等）。进入母亲血液并随乳汁分泌的药物剂量微乎其微，不会影响母乳喂养。
	缺点：技术含量高，需要由掌握麻醉专业技能的麻醉科医生操作，是一种有创的操作，具有一定的风险。常见的不良反应包括低血压、恶心、呕吐、尿潴留、发热等。
非药物镇痛	导乐陪伴分娩：是目前最受推崇的一种自然分娩方式，由一位有分娩经验、良好沟通技巧的妇女或助产士陪伴在产妇身边，为产妇讲解分娩的整个过程，从心理上给予产妇支持和安慰，暗示或鼓励其增强自然分娩的信心，使产妇消除紧张感，从而减轻产痛。
	水中分娩：就是在水里生孩子，新生儿娩出时完全浸没在水中直到全部娩出，随后立即将新生儿抱出水面。水中分娩环境要求：室内温度26～28℃，水温36～37℃。这是最简单的能够让产妇感到放松的分娩方式。
	导乐镇痛仪：经皮电神经刺激（TENS）是一种使用电流激活神经的方法。导乐镇痛仪依据神经化学原理，充分调动人体自身分泌的镇痛物质——内啡肽，阻断来自宫底、宫体和产道的疼痛信息传导通路，使疼痛信息向水平方向扩散，达到确切的满足临床需求的分娩镇痛效果。
	音乐镇痛：音乐治疗与导乐陪伴分娩融合，以指导性音乐想象为基础，结合呼吸、催眠、冥想、放松、体位、抚触、按摩等技巧，缓解产妇紧张、焦虑、恐惧的心理，促进内啡肽的分泌，令产妇全身心放松，达到分娩镇痛的目的。
	芳香疗法：在经过培训的助产士、医生的帮助下使用，结合身体按摩和足底按摩，在分娩时或产后使用精油，可发挥镇静、安神、增加舒适度等作用，使产妇全身放松，有利于缓解分娩疼痛，促进产程进展，从而提高产妇自然分娩率。
自由体位分娩	采取舒适的体位，如站位、蹲位、坐位、跪位、侧位、俯位、半卧位或卧位等进行分娩。专家认为，自由体位分娩可有效增加胎头对宫颈的压迫，加速宫口扩张和胎先露下降，从而缩短产程，改善胎盘血流供给，减少胎儿窘迫率和新生儿窒息率。

五、健康教育

产前宣教，产时指导。

六、注意事项

分娩全过程中医护人员需尽告知义务，在孕妇及家属同意及签署知情同意书的情况下实施各具体操作。

七、常见并发症及处理

根据实际情况遵医嘱处理。

第三节　入院准备

一、制订分娩和急诊计划

1. 和医生讨论：与医生详细讨论分娩和急诊计划，了解可能面临的风险以及应对策略。医生可以根据个人情况提供专业的建议。

2. 选择分娩方式：根据医生的建议和孕妇健康状况，确定合适的分娩方式，如自然分娩或剖宫产。

3. 选择陪同人员：确定陪同人员，他们将在分娩过程中提供支持和帮助，并在需要时与医护人员沟通。

4. 疼痛管理计划：与医生商讨疼痛管理选项，如自然疼痛缓解技术（如深呼吸、放松技巧）或药物缓解疼痛。

5. 急诊计划：讨论可能的急诊情况并能及时识别，如胎位异常、突发并发症等。了解该如何应对这些情况，并确保能够及时寻求医疗援助。

6. 手术团队和设施：如果预计需要进行剖宫产，了解手术团队的经验和医院手术设施的情况，确保有必要的准备。

7. 交通和紧急联系：确定分娩前的交通安排，保证能够及时到达医院。还要记下医院的紧急联系号码，在需要的情况下迅速寻求帮助。

二、目的

使孕妇及家属了解入院基本流程、入院时机、日常用品、住院环境及注意事项等，有一定生理、心理准备，忙而不乱，轻松分娩。

三、具体步骤

（一）自我介绍

例如："各位准爸准妈好，我是×××，负责母婴区的母婴护理师。"告知宣教主题、内容、时间，抛出问题引入宣教内容。

（二）进入主题

1. 介绍正常分娩。孕28～37周分娩的胎儿称为早产儿或未成熟儿，孕37～42周分娩的胎儿称为足月儿。早产和足月产均是正常现象，并不是我们理解的必须到预产期才能分娩。

2. 什么时候需急诊入院？

当出现以下情况时立即急诊入院：规律性宫缩伴肛门坠胀感、胎膜早破、阴道流血、胎动异常、瘢痕子宫临产、有手术指征，或已经足月但无反应（以医生核实孕周为准）或有高危因素必须住院观察或治疗的情况。在门诊开具入院证，住院部医生签字后登记办理入院。入院后按自己需求可进行床位预约，对床位无需求时请听从医护人员的统一安排。

3. 个人需要准备些什么？

（1）身心准备：

● 具备足够的信心，相信自己能够成功地生下宝宝。

● 保持平和的心态，分娩是一个过程，需要耐心和时间。

● 建立健康的分娩观，了解自然分娩的好处。

● 建立良好的人际关系，与医护人员建立合作、沟通和信任的关系。

● 积极学习并了解分娩过程，如有焦虑，提前与家人和医护人员沟通，寻求支持。

● 在助产士门诊进行咨询，并制订分娩计划。

● 学习呼吸方法以缓解宫缩带来的疼痛。

● 提前了解分娩镇痛方式，如导乐镇痛仪、水中分娩、导乐陪伴分娩、药物镇痛等。

● 正常饮食，注意休息、淋浴，乳头准备，并适当做孕晚期体操。

（2）物品准备：

● 带上身份证及医保卡，以便办理入院手续。

- 准备舒适的睡衣、内裤、袜子等。考虑选择开襟的睡衣，方便哺乳。
- 带上牙刷、牙膏、毛巾、洗发水、沐浴液等基本洗漱用品。
- 根据个人需求，带上纸尿裤、清洁湿巾、孕妇垫、产后护理垫、哺乳文胸等。
- 准备一套合适的外出衣物，包括舒适的鞋子和外套，方便出院时穿着。
- 可以带上手机、充电器、耳机、书籍等以打发时间。
- 如果医生有特殊建议或要求，如特定药物、能量制剂等，请按照指示准备。

（3）我什么时候生，需要多长时间，家属能否陪产？

自然分娩，临产后24小时内分娩为正常，宫口开大2cm后入产房待产，进行产程核实。第一产程为宫颈扩张期，是产程的开始，在有效的宫缩作用下伴随着宫口扩张和胎先露下降。一般初产妇需要11～12小时。第二产程是胎儿娩出期，宫口开全到胎儿娩出，耗时最长可达3小时。第三产程是胎盘娩出期，需要15～30分钟。最重要的是耐心等待。家属需要陪产请提前告知，并配合医护人员的管理和安排。

（4）准爸爸能做什么？

最重要的是给予准妈妈精神和情感上的支持，配合医护人员的工作和安排，保持正常的诊疗秩序。

四、注意要点

1. 宣教内容简洁明了，以图文、视频、流程图、宣教单等方式呈现，方便孕妇及家属理解和掌握，时间以10～15分钟为宜。

2. 语言亲切，尽量用普通话。

3. 宣教环境安全、通风，建议家属陪伴，有序入座，避免发生意外。

五、结束宣教

规范整理使用过的物品，清洁环境。

第四节 自然分娩时的准备

一、概述

基于一个综合流程框架，医护人员要根据关键临床症状和体征进行观察和处理，并将分娩所涉及的相关内容及时告知孕妇及家属，让孕妇及家属能理解和配合。

二、准备内容

了解决定分娩顺利与否的相关因素，帮助孕妇及家属做好相关准备，有助于顺利分娩。

正确对待子宫收缩的阵痛，了解阵痛对母婴的影响、减轻疼痛的方法、产程进展的配合、陪产中准爸爸可以做什么，做好分娩时的饮食管理。

三、具体步骤

（一）正确对待子宫收缩的阵痛

1. 学习并采用适当的呼吸和放松练习，以缓解疼痛和紧张情绪。
2. 寻找舒适的体位，如站立、蹲下、侧卧等，可以帮助减轻疼痛。

（二）阵痛对母婴的影响

1. 可导致产妇情绪紧张、焦虑、进食减少。
2. 可造成宫缩乏力，使产程延长。
3. 可造成产妇耗氧量增加，引起胎儿低氧血症和酸中毒。
4. 可使产妇肾上腺素水平升高，引起子宫动脉收缩性胎儿窘迫，导致难产。
5. 损害产妇的精神健康，导致产妇长期情绪紊乱。
6. 易造成产妇产后疲劳、衰弱、免疫力降低，进而并发多种病症。

（三）减轻疼痛的方法

1. 热敷和冷敷，按摩背部、腰骶部。
2. 水疗：可以采取淋浴、温水冲洗腹部或产妇喜欢的方式。
3. 导乐陪伴分娩：在分娩过程中，助产士或导乐专业人员"一对一"地贴心陪伴，用爱心和专业知识为产妇提供人性化的心理、生理支持和情感帮助，消除其紧张、焦虑和恐惧情绪，使其愉快分娩。

（四）产程进展配合

1. 第一产程：①潜伏期，宫缩5~6分钟/次，强度弱，产妇应保持放松，充分休息，适量进食，及时排尿，保持良好体力。②活跃期，宫缩2~3分钟/次，强度强，产妇应调整呼吸，充分利用导乐设备，如导乐镇痛仪、导乐球、导乐凳、导乐车，不断活动和改变体位，增加舒适感。
2. 第二产程：控制胎头娩出速度，根据自我感受缓缓呼吸用力，帮助胎头娩出。
3. 第三产程：胎儿娩出后立即进行母婴皮肤接触，等待胎盘自然娩出。
4. 第四产程：按摩子宫，观察阴道流血量，让婴儿自主寻找母亲乳房吸吮初乳，完成第一次母乳喂养。

（五）陪产中准爸爸可以做什么？

1. 提供安慰、支持和鼓励，维持积极的氛围。
2. 参与呼吸练习和按摩，帮助减轻疼痛。

（六）分娩时的饮食管理

进食流质食物和功能性饮料比进食固体食物更有利于产程进展或应对突发的异常情况，可以减少胃肠道负担，避免呕吐等不适。

（陈琳）

第五章

产后养护

第一节　产褥期生理

从胎盘娩出至产妇全身各器官（除乳腺外）恢复至正常未孕状态所需的一段时间称为产褥期，通常为6周，也就是大家常说的月子期。产褥期保健的目的是防止产后出血、感染等并发症，促进产后生理功能恢复。

产褥期母体的变化涉及全身各个系统，以生殖系统最为显著，包括子宫复旧和乳汁分泌。

一、子宫变化

产褥期子宫变化最大。在胎盘娩出后子宫逐渐恢复至未孕状态的全过程，称为子宫复旧，一般为6周（42天）。其主要变化为宫体肌纤维缩复和子宫内膜再生，同时还有子宫血管变化、子宫下段和宫颈复原等。

1. 子宫恢复和产后出血：分娩后，子宫会逐渐缩小并减轻重量。产后第一天，子宫位置略高于脐部，之后每天下降1～2cm，直到10天后子宫位于骨盆内。产后可能会感到下腹部剧烈阵发性疼痛，称为产后宫缩痛。哺乳时，子宫会因反射性缩宫素分泌增多而疼痛加重。

产后出血指产后24小时内阴道流血量超过500mL。产后出血与子宫收缩不足、胎盘滞留或残留、产道损伤等有关。按摩子宫有助于子宫复旧和恶露排出，同时可以预防由子宫收缩不良引起的产后出血。若阴道流血量超过月经量，应立即就诊，以查明原因并及时处理。

2. 子宫内膜再生和恶露：胎盘和胎膜娩出后，子宫内膜开始逐渐再生和修复。子宫内膜的修复通常在产后6周（42天）完成。随着子宫蜕膜的脱落，恶露会经阴道排出。恶露在产后4～6周内持续存在。恶露可分为血性、浆液和白色三种类型，颜色、内容物和持续时间各有不同。若子宫复旧不完全或有残留胎盘、胎膜或感染等情况，恶露可能增多，血性恶露持续时间延长且有臭味。

二、生殖道变化

1. 阴道：分娩后，阴道腔会扩大并出现水肿，使阴道壁松弛和肌张力降低。产褥期阴道壁肌张力逐渐恢复，阴道腔逐渐缩小，阴道黏膜皱襞在3周后重新显现，但无法完全恢复至未孕时的紧张度。

2. 外阴：分娩后，外阴可能会轻度水肿，在2~3天内水肿逐渐消退。若有轻度撕裂或会阴切开缝合，一般会在3~4天内愈合。每日使用温开水擦洗外阴，保持清洁和干燥。若会阴部水肿，可使用50%硫酸镁溶液湿敷，24小时后可以红外线照射外阴。对于有缝线的情况，应每天检查切口是否有红肿、硬结或分泌物，3~5天后拆线。如有感染，需提前拆线引流或进行处理，并定期更换药物。

3. 盆底组织：分娩过程中，盆底肌和筋膜会因胎儿头部的长时间压迫而过度伸展，导致弹性降低，并可能出现部分撕裂。产褥期应避免过早进行剧烈的体力劳动。坚持产后康复锻炼可以促使盆底肌在产褥期内恢复至接近未孕状态。严重撕裂、过早参加重体力劳动或多次快速分娩可能导致盆底组织无法完全恢复，这可能是阴道壁和子宫脱垂的重要原因。

三、乳房变化

分娩后，乳房开始泌乳。新生儿与母亲早期皮肤接触和吸吮乳头可以促进乳汁分泌，并引起子宫收缩。婴儿吸吮和定期排空乳房是保持乳汁分泌的关键。产妇需要充分的休息、足够的睡眠和营养丰富的饮食，避免精神刺激。

四、消化系统变化

产后因卧床休息时间长、食物缺乏纤维素，加之肠蠕动减弱，产褥早期腹肌、盆底肌肌张力降低，容易发生便秘。应鼓励产妇多吃蔬菜及早日下床活动。若发生便秘，可口服缓泻剂。

五、泌尿系统变化

产后应鼓励产妇尽早自行排尿，一般在产后4小时内。若有困难，可以尝试用热水熏洗外阴、温开水冲洗尿道周围或按摩膀胱等方法诱导排尿。如果上述方法无效，可以考虑针刺或按摩穴位来帮助排尿。如果仍然没有效果，可能需要导尿并预防感染。

六、腹壁变化

妊娠期出现的色素沉着、妊娠纹等在产褥期逐渐消退。初产妇的妊娠纹会变成陈旧的银白色。腹壁皮肤受妊娠子宫增大的影响，部分弹力纤维断裂，导致腹直肌分离和腹壁松弛。腹壁紧张度通常在产后6~8周恢复。

七、全身变化

1. 生命体征：产后体温一般在正常范围内，可能在产后24小时内略有升高，通常不超过38℃。产后3~4天乳房充血胀大，伴有37.8~39℃的发热，称为泌乳热，持续时间一般为4~16小时，之后体温会下降。需排除其他病因引起的发热。产后脉搏一般在正常范围内。产后呼吸深慢，每分钟14~16次，由于腹压降低和膈肌下降，呼吸方式由胸式呼吸转变为胸腹式呼吸。产褥期血压保持在正常水平，变化不大。

2. 褥汗：产后1周内皮肤排泄功能旺盛，将妊娠期储留在体内的大量液体排出，所以会排泌大量汗液，以夜间睡眠和初醒时更明显，属于生理性排汗，不属于病态。应注意穿着吸汗性好的衣物，及时更换被汗打湿的衣服以免着凉。

第二节　产后养护流程

一、产后身体变化

（一）体型改变，脂肪堆积

若体质指数（BMI）大于$23.9kg/m^2$，说明体重已经超过与身高相匹配的程度；若体重不恢复，会加重内脏及关节的负担，增加罹患各种慢性病的风险。

（二）盆底功能障碍性疾病

盆底肌是指骨盆底部的肌肉，它承托和支持膀胱、子宫、直肠等盆腔器官，控制排尿、排便，维持阴道紧缩感，以及增进性快感等。

盆底功能障碍性疾病影响女性健康。盆底功能障碍性疾病最直接的表现是压力性尿失禁，当腹部用力、腹压增加的时候，尿液会不自主流出，咳嗽、打喷嚏时最容易发生。情况较严重时，大笑、跑步甚至站立时尿液亦会不自主流出。更严重时甚至会导致子宫脱垂或肠道脱垂。若盆底功能未恢复，容易导致妇科疾病，影响性生活质量。

（三）腹部松弛

产后腹壁皮肤和腹直肌分离，腹部容易变松，如果不及时恢复，可能导致腹部皮肤褶皱、肠道问题，影响健康。

（四）胸部下垂

分娩后，为哺乳而增大的胸部会因地心引力下垂，若胸部肌肉较少或退化，下垂会更加明显。若不及时锻炼胸部肌肉，胸部下垂会更明显。

这些变化的程度因个体差异而不同。在产褥期就开始科学正确地锻炼非常重要，可以促进更快地恢复身体。如果付出更多努力，身体状况甚至可以比孕前更好。

二、会阴护理

（一）概述

在分娩的过程中，由于宫缩过强，胎头着冠，会阴部的疼痛与异物感非常强烈，产妇迫切渴望使用产力快速将胎儿娩出，造成会阴撕裂；又或因胎儿、产力、会阴条件不佳等因素导致会阴侧切。会阴护理可以保持会阴及肛门清洁，提升舒适度，促进会阴伤口愈合，防止生殖系统、泌尿系统的逆行感染。

（二）适应证

自然分娩的产妇。

（三）禁忌证

无。

（四）操作流程（表5-1）

表5-1　会阴护理操作流程

操作前准备	环境准备	安静、安全、光线适宜。
	个人准备	着装整洁、洗手、戴口罩。
	物品准备	会阴擦洗盘（无菌弯盘2个、无菌镊子或消毒止血钳2把、浸透碘伏的棉球若干、无菌干棉球2个、一次性会阴垫）、医嘱执行单、污物垃圾袋。

续表5-1

操作步骤	1. 评估：病情、意识状态、认知水平、自理能力及合作程度、会阴部卫生及皮肤情况、有无留置导尿管。
	2. 携用物至床旁，核对产妇，解释操作目的，嘱产妇排空膀胱（必要时）。
	3. 拉上床帘，遮挡产妇。
	4. 操作者位于产妇右侧，协助产妇取截石位。
	5. 臀下垫会阴垫，协助产妇脱去对侧裤腿盖至近侧腿部并盖上浴巾，对侧盖被盖（冬季注意保暖）。
	6. 会阴擦洗盘放在两腿间的会阴垫上（空弯盘放置于近会阴处，擦洗弯盘放置于其后，将用过的棉球放于空弯盘内）。
	7. 初步擦洗会阴部污垢、分泌物、血迹等；擦洗顺序：阴阜、大腿内侧1/3、大阴唇、小阴唇、会阴、肛周；自上而下，由外向内（一个棉球使用一次）。
	8. 二次擦洗会阴部；擦洗顺序：会阴伤口、尿道口、阴道口、小阴唇、大阴唇、阴阜、大腿内侧1/3、会阴体至肛门；自上而下，由内向外（一个棉球使用一次）。
	9. 干棉球擦干，顺序同前；撤去弯盘及会阴垫。
	10. 协助产妇穿好裤子，取舒适卧位（产后或有阴道出血者，协助更换干净卫生垫）；整理床单位，处置用物。
	11. 洗手，记录。

（五）健康教育

1. 注意休息。产妇产后需保持心情愉悦和足够的睡眠，促进伤口愈合、乳汁分泌，鼓励产妇与婴儿保持一致的睡眠节奏。

2. 饮食。产后应多摄入富含优质蛋白质的食物，如鸡蛋、牛奶、肉类；多进食蔬菜、水果；汤水量适宜；忌生冷、油腻、腌制食物。

3. 伤口卫生。用盆浴温水或淋浴温水冲洗会阴，水温以自我感觉良好为宜，从前向后冲洗，避免污染会阴伤口，大便后立即冲洗，每日冲洗3~5次。

4. 穿宽松的衣裤。保持会阴部清洁、干燥，勤换卫生巾、内衣裤、床单，取会阴侧切健侧卧位休息，预防伤口感染。

（六）注意事项

如发现伤口处肿胀、坠痛，有异味及脓性分泌物，应及时回医院处理。

三、产后身体各部分运动训练

（一）概述

产后半年是身体恢复的黄金期，产妇应该在这个期限内把发生了变化的各个器官及形体恢复到孕前状态。产后尽早适当活动。产褥期过后，可以开始对身体各部位进行训练，对产后发生改变的部位坚持进行有针对性的训练，可促进身体快速复原。

（二）适应证

自然分娩或剖宫产的产妇。

（三）禁忌证

病情不允许的自然分娩或剖宫产产妇。

（四）训练流程（表5-2）

表5-2　产后身体各部分运动训练流程

训练前准备	环境准备	温度适宜，空气清新，播放轻松舒适的背景音乐。
	个人准备	产妇排空大小便，换上宽松的衣服，建议赤脚（注意保暖）。
	物品准备	瑜伽垫、瑜伽小球。
训练步骤	手臂	持球后屈肘：双手持瑜伽小球上举，向后屈肘，12～15次/组，做2～3组（注意肘关节对向正前方，并尽量接近耳朵）。
		直臂持球后抬：双臂向后，双手持瑜伽小球后抬，10～12次/组，做2～3组（腿部可稍稍弯曲，身体可微微前倾。双臂用力的方向是向后向上，幅度尽量小。向下时手臂不可低于静止时后抬的最大幅度）。
	胸部	双臂挤压球：坐姿、站姿皆可，双手相对持瑜伽小球，用力向中间挤压，2～3次/秒，50次/组，做2～3组（肘关节应与地面平行，并感觉到胸部上方的肌肉用力及酸痛）。
	腰部	仰卧屈膝上卷腹：仰卧屈膝，腰部向后用力紧贴垫子，双手持瑜伽小球向上伸直，呼气缓慢抬起上身，吸气慢慢还原，8～10次/组，做2～3组（注意下巴内收，还原时背部与地面要留有一定距离）。
		仰卧屈腿：平躺，腰部向后用力紧贴垫子，双脚夹住瑜伽小球，呼气，屈膝向胸部靠拢，吸气还原，8～10次/组，做2～3组（注意下巴内收，进阶练习可双臂前伸，抬起上半身）。
		旋转脊柱：坐位，双手持瑜伽小球，以肩膀带动身体左右旋转。左右旋转为1次，做20次（腰部向后伸展，使背部微弓、腹部收紧，旋转至最大幅度时应稍有停留）。
	背部	俯身持球上抬：俯身，手臂向前伸直持瑜伽小球，腿部紧贴地面，抬起上半身使胸部离地，手臂上抬，10～15次/组，做2～3组（注意眼睛平视地面。进阶练习可保持腿部伸直上抬至双膝离地，双脚距离越小，难度越大，可根据自身情况选择难度）。
		俯身持球手臂屈伸：手臂向前伸直持瑜伽小球，腿部紧贴地面，抬起上半身使胸部离地，屈伸手臂，屈臂时尽量将球靠近头部，10～15次/组，做2～3组。（练习时注意眼睛平视地面。进阶练习可保持腿部伸直，上抬至双膝离地，双脚距离越小，难度越大，可根据自身情况选择难度）。
	腿臀	俯身双腿夹球后弯：俯身，屈肘将手放于身体两侧，双脚夹住瑜伽小球后弯，10～15次/组，做2～3组（可尝试将双膝离地）。
		俯身双腿夹球后抬：俯身，屈肘将手放于身体两侧，双脚夹住瑜伽小球后抬，10～15次/组，做2～3组（尽量将膝盖伸直）。

续表5-2

训练步骤	腿臀	坐姿膝夹球：坐姿，将瑜伽小球放于双膝之间，用力向中间挤压，50次/组，做2~3组（双膝向中间挤压的力度尽量保持一致，大腿内侧酸痛时应坚持）。
		肩桥：屈膝平躺，双膝夹球，向上顶髋，臀部收紧，保持10秒，还原，也可加快速度练习。8~10次/组，做2~3组（注意胸、腹、膝在一条线上，应感到臀部紧绷及酸痛感）。
		肩桥膝夹球：屈膝平躺，双膝夹球，向上顶髋，臀部收紧，双膝向内用力，10~15次/组，可做2~3组（注意胸、腹、膝在一条线上，进阶练习时可将脚尖抬起，脚后跟着地）。

（五）健康教育

1. 自然分娩的产妇可在第2天下床活动，剖宫产的产妇应根据医生建议适度活动。

2. 产妇第一次下床时，最好能有家人或医护人员协助。产妇可能会因直立性低血压、贫血或空腹而头晕。下床时动作要慢，先坐于床沿，若无头晕再下床。

3. 剖宫产术后，可以用收腹带托举腹部，以减轻伤口疼痛。待伤口不再感到疼痛时，应做产后身体各部分运动训练。告知产妇如有不适应及时停止运动并休息。

4. 产后身体各部分运动训练的运动量应循序渐进。产后盆底肌松弛，应避免负重劳动或蹲位活动，以防止子宫脱垂。注意休息，至少3周以后才能进行全部家务劳动。

（六）注意事项

告知产妇注意休息，适量饮水，如有不适及时就诊。

四、产褥期第一、二周运动训练

（一）概述

产褥期运动训练有利于恢复体力、排尿及排便，避免或减少静脉血栓的发生，能使盆底肌及腹肌肌张力恢复。

1. 仰卧脚滚球：恢复腿部肌肉的感觉，锻炼大腿肌肉的控制力。

2. 仰卧抬腿：锻炼下腹部及大腿前群肌力量。

3. 仰卧上推手臂：锻炼胸部及手臂内侧力量。

4. 仰卧上抬手臂：锻炼胸部及手臂力量。

（二）适应证

自然分娩或剖宫产的产妇。

（三）禁忌证

病情不允许的自然分娩或剖宫产产妇。

（四）训练流程（表5-3）

表5-3　产褥期第一、二周运动训练流程

训练 前 准备	环境准备	温度适宜，空气清新，播放轻松舒适的背景音乐。
	个人准备	产妇排空大小便，换上宽松的衣服，建议赤脚（注意保暖）。
	物品准备	瑜伽垫、瑜伽小球。
训练步骤		仰卧脚滚球：平躺，一腿屈膝，脚踩瑜伽小球，使球前后滚动，两脚交替进行（可根据实际情况确定练习时间，1~5分钟皆可；滚球的幅度越大越好）。
		仰卧抬腿：平躺，单腿抬高45°，两腿交替进行。单边可做10~20次（注意腹部向后用力，使腰部紧贴垫子；不可在柔软的床垫上练习）。
		仰卧上推手臂：平躺，屈臂双手持瑜伽小球，向前推，使手臂与躯干垂直，还原。可做10~20次（能摸到练习者胸部上方肌肉收缩视为有效运动）。
		仰卧上抬手臂：平躺，双手持瑜伽小球向前伸直，与躯干垂直，慢慢上抬至头顶，再慢慢还原（可做10~20次）。练习节奏应放慢，不要利用手臂的惯性，要用肌肉控制）。

（五）注意事项

1. 产褥期应先从低强度的运动开始练习，逐渐增大强度。以上动作以串联的方式练习，重复相应组数，组与组之间休息时间为1分钟。

2. 顺产的产妇分娩后即可进行锻炼，剖宫产的产妇待可以翻身、走动时（一般需要2天）再练习。

五、产褥期第三周至产褥期结束运动训练

（一）概述

产褥期运动训练有利于恢复体力、排尿及排便，避免或减少静脉血栓的发生，能使盆底肌及腹肌肌张力恢复。

1. 仰卧踩球：恢复腿部力量，锻炼腿部肌肉。

2. 仰卧膝夹球：锻炼大腿内侧力量，消除大腿内侧赘肉。

3. 坐姿夹球屈伸腿：锻炼腹部及大腿肌肉。

4. 仰卧屈伸小腿：锻炼大腿内侧及前群肌肉。

（二）适应证

自然分娩或剖宫产的产妇。

（三）禁忌证

病情不允许的自然分娩或剖宫产产妇。

（四）训练流程（表5-4）

表5-4　产褥期第三周至产褥期结束运动训练流程

训练前准备	环境准备	温度适宜，空气清新，播放轻松舒适的背景音乐。
	个人准备	产妇排空大小便，换上宽松的衣服，建议赤脚（注意保暖）。
	物品准备	瑜伽垫、瑜伽小球。
训练步骤		仰卧踩球：平躺，一腿屈膝使小腿垂直于地面，脚踩瑜伽小球，匀速向下踩，做50次，两脚交替进行，可重复2~3次（踩球时，速度不宜过快，应一次一次向球的垂直方向用力）。
		仰卧膝夹球：仰卧屈膝，使小腿垂直于地面，将瑜伽小球放于双膝之间，用力向中间挤压，50次/组，做2~3组（可随意，根据自身情况快速或慢速）。
		坐姿夹球屈伸腿：坐姿，斜靠椅背，双臂自然放于椅侧保持平衡，双脚夹住瑜伽小球，双腿屈伸。10~15次/组，做2组。练习时手臂尽量不用力，收紧腹部（如感觉腿部及腹部力量不够，可适当减小运动幅度或减少练习次数）。
		仰卧屈伸小腿：平躺，双脚夹住瑜伽小球，抬起大腿与地面垂直，屈伸小腿，10~20次/组，做2~3组（注意腹部向后用力，使腰部紧贴垫子。腿部尽量垂直于地面）。

（五）健康教育

1. 操作前：告知产妇产褥期运动的准备工作、目的、好处、可能出现的不适及注意事项。

2. 操作中：告知产妇如有不适及时停止运动并休息。

3. 操作后：告知产妇注意休息，适量饮水，如有不适及时就诊。

（六）注意事项

此时剖宫产的产妇伤口已完全恢复，运动幅度可以稍微加大，但还不适合进行腹部训练，可以上下肢的运动为主。自然分娩的产妇可以根据自己情况选择下一阶段的腹部训练。

第三节 产后盆底功能指导

一、盆底功能障碍性疾病概述

（一）盆底的组成及作用

盆底由封闭盆腔的肌肉、筋膜、韧带、神经和血管组成，主要作用如下。

1. 支持作用：维持子宫、膀胱、直肠等盆腔器官的正常位置。

2. 括约作用：控制大小便。

3. 维持正常性生活。

（二）盆底功能障碍性疾病简介

1. 盆底功能障碍性疾病的定义：盆底组织因损伤、衰老等发生病理改变，导致相应器官功能障碍的系列疾病。

2. 盆底功能障碍性疾病的临床表现：尿失禁、排尿困难、盆腔器官脱垂、大便失禁、便秘、性功能障碍、慢性盆腔痛等。

3. 妊娠和分娩是造成盆底功能障碍性疾病的主要原因：盆底组织在妊娠过程中经历很多生理变化，在分娩过程中可能遭受损伤，这些损伤可能是今后出现盆底功能障碍性疾病的原因。

二、孕产期盆底肌群损伤的预防

1. 孕前进行盆底功能检查和相关病症（如咳嗽、便秘等）治疗。

2. 饮食搭配合理，多喝水，多吃水果和蔬菜，规律排大小便，避免发生大便困难、尿潴留等，避免持久增加腹压的活动。

3. 保持合适体重，减少巨大儿的发生，怀孕3~8个月谨慎锻炼盆底肌。

4. 分娩时，不过早和不过度向下屏气用力。

5. 分娩后，避免过早、过剧烈地收缩腹肌，谨慎使用塑身衣、收腹带，禁止仰卧起坐、咳嗽、跑跳、抱小孩时收紧阴道和肛门肌群。

6. 孕前和产后42天，对盆底肌损伤程度进行监测、评估，并及时进行康复训练是预防、治疗盆底功能障碍性疾病的首选方法。

三、产后盆底功能检查

产妇在产后42天恶露干净后应常规做一次盆底功能检查，包括妇科检查、盆底肌电检查、盆底彩超检查等。

四、盆底功能障碍性疾病的治疗

盆底功能障碍性疾病的治疗包括手术治疗和非手术治疗。非手术治疗包括生活方式干预、子宫托、盆底肌训练等。

1. 生活方式干预对减少盆底功能障碍性疾病的发生和治疗非常重要，包括体重控制、减少咖啡因摄入、戒烟、预防呼吸道疾病、治疗便秘等。

2. 子宫托是治疗盆腔器官脱垂的一线方法，适合于大部分盆腔器官脱垂患者。

3. 盆底肌训练（Kegel训练）：做缩紧肛门、阴道的动作，每次收紧不少于3秒，然后放松，连续做3~15分钟。每日进行2~3次，或每日做150~200次，6~8周为1个疗程，4~6周患者有改善，3个月效果明显。训练有效的前提是使用正确的训练方法，即不用大腿和腹部肌肉的力量。

五、盆底生物反馈仪

（一）定义

通过肌电图、压力曲线等把肌肉活动的信息转化为听觉和视觉信号反馈给患者以指导患者进行正确、自主的盆底肌训练，并形成条件反射，有效控制不良的盆底肌收缩。

（二）目的

减少盆底功能障碍性疾病的发生，有效控制不良的盆底肌收缩。

（三）适应证

1. 产后有盆底功能障碍性疾病的妇女。
2. 尿失禁，如压力性尿失禁、膀胱不稳定性尿失禁、混合性尿失禁。
3. 盆腔器官脱垂，如轻度至中度子宫脱垂、膀胱脱垂、直肠脱垂、阴道壁膨出。
4. 阴道异常，如阴道松弛、阴道痉挛。
5. 性生活不满意，如性交疼痛、性高潮障碍、性欲下降。
6. 反复阴道炎、尿路感染的非急性期。
7. 泌尿生殖道修补的辅助治疗。

（四）禁忌证

产后恶露未干净或月经期；孕妇腹部；装有同步心脏起搏器者；恶性肿瘤；神经系统疾病；血栓性疾病；阴道狭窄（如严重阴道瘢痕、阴道萎缩）；宫颈手术或阴式手术患者术后3个月内，开腹手术及腹腔镜手术患者术后2个月内。

（五）操作流程（表5-5）

表5-5　盆底生物反馈仪操作流程

操作前准备	环境准备	温度适宜，空气清新，播放轻松舒适的背景音乐。
	个人准备	产妇排空大小便，换上宽松的衣服，建议赤脚（注意保暖）。
	物品准备	盆底生物反馈仪、电极片、电极连接线、阴道电极。
操作步骤		1.备齐用物携至床旁，拿记录本核对患者信息，解释操作目的和注意事项。
		2.合理放置盆底生物反馈仪，连接盆底生物反馈仪电源。
		3.询问患者是否想上厕所，让患者处于舒适体位。
		4.洗手，再次核对患者信息。
		5.打开盆底生物反馈仪开关。
		6.脱去患者一侧裤腿以暴露外阴，患者取仰卧位，双腿分开，检查评估者腹部皮肤情况。
		7.确定电极安置部位，用乙醇棉片擦拭该部位皮肤。
		8.把电极片连接在盆底生物反馈仪导线上。
		9.贴电极片于腹部相应的位置。
		10.用生理盐水润湿阴道电极或在阴道电极头部涂抹少量的导电膏，动作轻柔地把阴道电极放进阴道（阴道电极尾部在阴道口外）。
		11.启动电源，进入程序，开始检测。
		12.告知患者结果。
		13.收拾用物。
		14.洗手，核对，记录。

（六）健康教育

1. 操作前：告知患者盆底生物反馈仪的准备工作、目的、好处、可能出现的不适及注意事项。
2. 操作中：告知患者治疗过程中注意调节呼吸，如有不适及时呼救。
3. 操作后：告知患者注意休息，适量饮水，如有不适及时就诊。

（七）注意事项

1. 在医生或护士的指导下进行，尊重患者意愿。

2. 循序渐进地进行，如有不适立即停止。

六、牛津肌力检测

（一）定义

把手指放进阴道中，使用牛津肌力检测方法对盆底肌肌力进行检测评分。

（二）目的

测定盆底肌肌力。

（三）适应证

产后6周产妇。

（四）禁忌证

阴道出血、泌尿生殖系统的急性炎症、植入心脏起搏器、合并恶性盆腔器官肿瘤、痴呆或不稳定癫痫发作、产后近期有神经损伤。

（五）操作流程（表5-6）

表5-6　牛津肌力检测操作流程

操作前准备	个人准备	仪表端庄，着装整洁，用七步洗手法洗手，戴口罩。
	用物准备	一次性中单、一次性手套、消毒湿巾、石蜡油、生理盐水、75%乙醇、棉签、速干洗手液、屏风（床帘）。
	环境准备	环境隐蔽、整洁、光线适宜。
操作步骤		1. 评估患者孕产史、既往史及尿失禁情况。
		2. 携用物至床旁，核对患者信息，解释操作目的，取得配合。
		3. 建立患者档案，详细记录基本信息、孕产史、既往史及尿失禁情况。
		4. 遮挡屏风（或拉上床帘），协助患者取截石位。
		5. 洗手、戴手套。
		6. 涂抹石蜡油，将示指和中指放入患者阴道口，用口令指导患者用最大力和最快速度收缩—放松盆底肌，以规定时间内所能收缩的次数和持续完成次数来分级。
		7. 将示指和中指放入阴道内4~6cm，置于4点钟和8点钟方向，用口令指导患者用最大力和最快速度收缩—放松盆底肌，以规定时间内所能收缩的次数和持续完成次数来分级。
		8. 监测腹部压力在执行口令中有无干扰。

操作步骤	9. 分级：0级，感觉不到盆底肌的收缩；1级，检查者手指感觉到颤动或搏动；2级，肌张力增高，没有抬举感或挤压感；3级，阴道后壁抬高，检查者手指根部有挤压感，并伴随会阴体向内收；4级，可以抗阻力使阴道壁抬高，有会阴体收缩；5级，可以对抗强大的阻力使阴道后壁抬高，并使检查者示指和中指挤压在一起。
	10. 记录检查结果，并打印报告，再次核对患者信息。
	11. 用物分类处理，洗手。

（六）健康教育

告知患者在检测过程中如有不适及时告知。

（七）注意事项

1. 在医生或护士的指导下进行，尊重患者意愿。
2. 循序渐进地进行，如有不适立即停止。

七、盆底POP-Q评定

（一）定义

利用阴道前后壁及顶端上的2个解剖点与处女膜平面之间的关系来界定盆腔器官的脱垂程度。

（二）目的

对盆底器官脱垂、阴道前后壁脱垂情况进行检测评分。

（三）适应证

轻度子宫和阴道脱垂、产后盆底康复、女性尿失禁、肛肠功能障碍及性功能障碍。

（四）禁忌证

阴道出血、泌尿生殖系统的急性炎症、植入心脏起搏器、合并恶性盆腔器官肿瘤。

（五）操作流程（表5-7）

表5-7 盆底POP-Q评定操作流程

操作前准备	个人准备	仪表端庄，着装整洁，用七步洗手法洗手，戴口罩。
	用物准备	一次性中单、一次性手套、消毒湿巾、润滑剂、生理盐水、75%乙醇、棉签、速干洗手液、屏风（或床帘）。
	环境准备	环境隐蔽、整洁、光线适宜。

操作步骤	1. 评估患者孕产史、既往史及尿失禁情况。
	2. 携用物至床旁，核对患者信息，解释操作目的，取得配合。
	3. 建立患者档案，详细记录基本信息、孕产史、既往史及尿失禁情况。
	4. 遮挡屏风（或拉上床帘）。
	5. 协助患者分开双腿，双腿外展，屈髋屈膝，向上抬起，双手抱双侧膝盖。
	6. 洗手、戴手套、涂抹润滑剂。
	7. 将示指和中指放入患者阴道内各测量点，准确标记处女膜缘位置，在Valsalva动作最大压力下，准确测量生殖器裂隙gh、pb的长度，前壁Aa点、Ba点，后壁Ap点、Bp点，子宫C点，阴道后穹窿D点脱垂情况以及阴道Tvl长度。距离处女膜缘的脱垂距离：用口令指导患者用最大力和最快速度收缩—放松盆底肌，以规定时间内所能收缩的次数和持续完成次数来分级。
	8. 监测Valsalva动作最大压力下完成所有点位测量。
	9. 测量对点位标记准确度：Aa、Ba、C、D、Ap、Bp、gh、pb、Tvl。
	10. 记录检查结果，再次核对患者信息，并打印报告。
	11. 用物分类处理，洗手。
	12. 家庭康复科普指导。

（六）健康教育

告知患者在检测过程中如有不适及时告知。

（七）注意事项

1. 在医生或护士的指导下进行，尊重患者意愿。
2. 循序渐进地进行，如有不适立即停止。

八、盆底磁刺激治疗

（一）定义

将电磁脉冲作用于盆底神经肌肉组织，使中枢神经系统产生神经冲动，造成其支配肌肉收缩。

（二）目的

缓解盆底功能障碍性疾病，刺激盆底肌本体感受器，促使肌肉被动锻炼，抑制膀胱逼尿肌收缩，促进血液循环，镇痛等。

（三）适应证

产后盆底康复，以及压力性尿失禁、盆腔器官脱垂、排便功能障碍、慢性盆腔疼痛等。

（四）禁忌证

内置心脏起搏器或严重的心律失常、癫痫及认知功能障碍、刺激区域有恶性肿瘤/子宫肌瘤、妊娠期、术后小于3周（伤口区）、泌尿生殖系统的急性炎症、阴道出血、月经期、金属过敏。

（五）操作流程（表5-8）

表5-8 盆底磁刺激治疗操作流程

操作前准备	环境准备	环境整洁、隐蔽、光线适宜。
	个人准备	仪表端庄，着装整洁，用七步洗手法洗手，戴口罩。
	物品准备	盆底磁刺激治疗仪、一次性治疗巾、速干洗手液。
操作步骤		1.评估盆底功能情况，合理选择治疗方案。
		2.携用物至床旁，核对、解释，取得合作。
		3.在仪器座椅上铺好治疗巾。
		4.协助患者取半坐位或直立位，背部紧靠仪器座椅靠背。
		5.标记磁刺激神经所在部位：骶2神经、骶3神经、骶4神经、会阴神经。
		6.测量肚脐平行对应座椅标尺"S-2、S-3、S-4"刻度。
		7.有效性评估患者"骶2神经、骶3神经、骶4神经、会阴神经"，在磁场刺激范围内调节磁刺激强度，跖屈反射呈阳性。
		8.根据患者反射强度调节磁刺激量，以患者舒适为宜。
		9.记录患者治疗情况并签字。
		10.交代治疗的注意事项。
		11.治疗结束，调节座椅，协助患者起身下机。

（六）健康教育

告知患者在检测过程中如有不适及时告知。

（七）注意事项

1.在医生或护士的指导下进行，尊重患者意愿。
2.循序渐进地进行，如有不适立即停止。

九、腰背痛熨烫治疗

（一）定义

将加热好的中药药包置于身体的患病部位或身体的某一特定位置（如穴位），利用温热之力使药性通过体表透入经络。

（二）目的

温经通络、行气活血、散寒止痛、祛瘀消肿等。

（三）适应证

风湿痹证引起的关节冷痛、酸胀、沉重、麻木，跌打损伤等引起的局部瘀血、肿痛，扭伤引起的腰背不适、行动不便，脾胃虚寒所致的胃脘疼痛、腹冷泄泻、呕吐等。

（四）禁忌证

孕妇腹部及腰骶部、大血管处、皮肤破损及炎症、局部感觉障碍处。

（五）操作流程（表5-9）

表5-9　腰背痛熨烫治疗操作流程

操作前准备	个人准备	遵照医嘱，正确、全面地评估患者。
		洗手，戴口罩。
	物品准备	治疗盘、中药药包、温度计，必要时备屏风、毛毯等。
	患者准备	核对姓名、诊断，介绍并解释，使患者理解与配合，嘱患者排空大小便。
		取合理体位，充分暴露患处，调节室温，必要时屏风遮挡。
操作步骤		1. 观察熨烫部位皮肤情况，有红、肿、痒反应立即停药，遵医嘱及时处理。
		2. 根据熨烫部位，取合适的加温方法。
		3. 将已加温的中药包置于腰背部，必要时给予包布隔热。每次15～30分钟，每日1～2次。
		4. 协助患者取舒适体位，擦净局部皮肤，协助患者着衣，安排舒适体位；嘱患者避风保暖，多饮温开水；整理床单位。

（六）健康教育

告知患者如有不适及时告知。

（七）注意事项

1. 孕妇腹部及腰骶部、大血管处、皮肤破损及炎症、局部感觉障碍处不宜使用熨烫治疗。

2. 操作过程中应保持药包温度，温度过低则需及时更换或加热。

3. 熨烫温度适宜，一般保持（腰背部加温高火1分钟，其他部位加温高火2分钟）50～65℃，不宜超过70℃。年老者、婴幼儿及感觉障碍者，熨烫温度不宜超过50℃。操作中注意保暖。

4. 24小时急性期内用冷敷，禁止热敷。

5. 熨烫过程中应随时听取患者对温度的感受，观察皮肤颜色变化，一旦出现水疱或烫伤应立即停止，并给予适当处理

第四节 产后饮食指导

1. 营养均衡：建议产妇保持营养均衡的饮食，保证蛋白质、碳水化合物、脂肪、维生素和矿物质的摄入。食用多种新鲜水果和蔬菜，以获取丰富的维生素和纤维。

2. 补充足够的水分：产妇需要确保每天饮用足够的水分，保持良好的水平衡。喝水可以促进乳汁分泌和排出废物。

3. 适量增加膳食纤维：便秘是产后常见问题之一。建议产妇增加膳食纤维的摄入，多吃全谷类食物、豆类、蔬菜和水果，以帮助缓解便秘问题。

4. 限制咖啡因和刺激性食物：咖啡因和刺激性食物可能会对产妇和婴儿的睡眠和健康产生负面影响。建议减少咖啡、茶、巧克力和辛辣食物的摄入。

5. 注意饮食安全：提醒产妇避免生的或未煮熟的食物，以预防食源性疾病；同时注意清洁卫生和正确储存食物。

（刘玲芳　冯婷婷）

第六章

母乳喂养

第一节　母乳喂养的好处

一、对子代的好处

1. 营养丰富：母乳是完美的营养源，提供婴儿所需的蛋白质、脂肪、碳水化合物和维生素等。

2. 免疫保护：母乳中含有丰富的免疫物质，可以帮助婴儿建立免疫系统，降低感染和疾病的发生风险。

3. 促进智力发展：一些研究表明，接受母乳喂养的婴儿在智力和认知发展方面可能具有优势。

4. 情感联系：母乳喂养过程中的亲密接触可以加强母婴之间的情感联系，有助于婴儿的情感和心理发展。

二、对母亲的好处

1. 促进恢复：哺乳过程中，产妇的子宫收缩更快，有助于子宫的恢复，并减少产后出血的风险。

2. 减少乳腺癌和卵巢癌的发生风险：母乳喂养与乳腺癌和卵巢癌的发病率降低有关。

3. 节约成本：母乳是天然的，可以节省家庭经济支出。

三、对家庭及社会的好处

1. 减少医疗费用：母乳喂养的婴儿一般健康状况较好，需要较少医疗资源和费用。

2. 环保可持续：母乳喂养不会产生奶瓶、奶粉盒等包装物，可减少塑料垃圾和能源消耗。

3. 促进人口健康：母乳喂养可以改善婴儿的健康状况，提高整个社会的人口健康水平。

第二节　母乳的成分与分类

母乳的成分大致分为营养成分和生物活性成分。营养成分为满足婴儿生长发育所需的宏量元素和微量元素，生物活性成分则包括免疫细胞和免疫活性物质。很多成分同时具备多重角色和功能，相互促进和影响，发挥最佳的保护作用。

一、母乳的成分

（一）水分

母乳中的水分约占88%，母乳中的水分足够满足健康婴儿的需要。世界卫生组织（WHO）等权威机构推荐6个月内的婴儿纯母乳喂养，不需要额外添加水。

（二）脂肪

母乳中的脂肪包括甘油三酯、磷脂、胆固醇等，提供婴儿45%～55%的能量来源。母乳中含有大量长链多不饱和脂肪酸，占乳汁中脂肪量的88%，为婴儿髓鞘形成、中枢神经系统发育、杆状细胞的感光功能形成和低出生体重儿的视力成熟所必需。

（三）蛋白质

母乳中的蛋白质含量适宜，包括乳清蛋白、酪蛋白和免疫球蛋白等，并提供婴儿所需的氨基酸。

（四）碳水化合物

母乳中的碳水化合物的主要成分为乳糖，提供婴儿所需能量的40%。乳糖有以下作用：改善婴儿肠道环境、促进婴儿大脑发育、帮助增加乳汁分泌量等。

（五）维生素和矿物质

母乳中富含多种维生素和矿物质，如维生素A、维生素D、维生素E、维生素K以及钙、铁、锌和硒等。这些营养素对于婴儿的生长和发育至关重要。

（六）免疫细胞

母乳中含有各种免疫细胞。白细胞种类和数量随着哺乳时间的改变而有所变化，初乳中白细胞占细胞总量的13.2%～70.4%，而成熟乳中白细胞含量为0～2%。

（七）益生菌

母乳喂养是有菌喂养。母乳中有许多益生菌，包括双歧杆菌、乳酸杆菌、肠球菌和肠杆菌等。益生菌主要附着在肠黏膜上，保护肠道不受有害菌的侵袭，刺激并增强肠道免疫功能。

（八）免疫活性成分

母乳中含有丰富的抗体、免疫球蛋白和其他免疫因子，可以给婴儿提供支持和保护，降低感染和疾病的发生风险。

二、母乳的分类

（一）初乳与成熟乳

初乳是母亲产后5天内产生的乳汁，10天之后逐渐转化为成熟乳，中间为过渡乳。初乳颜色为黄色或橘黄色，比较浓稠，蛋白质浓度高并含有丰富的抗体。分娩后越早的乳汁中抗体含量越多，出生后5小时内最多。成熟乳颜色比较淡。

（二）前奶与后奶

同一次泌乳过程中乳汁成分也略有不同。喂哺时婴儿先吸出的乳汁较清亮，称为前奶，含丰富的蛋白质、乳糖、维生素、无机盐和水分。后吸出的乳汁较白而浓稠，称为后奶，后奶中脂肪含量高，提供能量多。

第三节　母乳喂养常识

一、纯母乳喂养的概念

纯母乳喂养是指婴儿出生后只喂哺母亲的乳汁，不添加任何食品和饮料，包括水。

二、世界卫生组织、联合国儿童基金会对全球母亲的倡议

在生命最初的6个月应对婴儿进行纯母乳喂养，以实现婴儿的最佳生长、发育和健康。之后，为满足婴儿不断发展的营养需要，在6~8个月开始添加营养丰富的辅食，同时继续母乳喂养至2岁及以上。

三、母乳喂养的3个关键时期

1. 新生儿出生后60分钟内开始母乳喂养。新生儿出生后立即进行母婴皮肤接触，应尽早吸吮母亲的乳房完成第一次母乳喂养。频繁地吸吮可以促进乳汁早分泌。

2. 出生至6个月纯母乳喂养。母乳是0~6个月婴儿的最佳食品和饮料，在此期间婴儿可以从母乳中获取所需的全部营养（包括水分），因此，在6个月前即使天气炎热也不需要补充其他水分。

3. 6个月后添加适当的辅食。应及时添加泥糊状食品，如强化铁的谷类食物，由一种到多种，由细到粗，少糖无盐，同时继续母乳喂养至2岁及以上。

四、6个月纯母乳喂养和继续母乳喂养到2岁及以上的重要性

保障婴儿的全面营养；增加婴儿的免疫力，预防感染；减少婴儿成年后心血管疾病的发生率；减少婴儿成年后肥胖的发生率；增进母子之间的感情；减少婴儿肾脏负担。

第四节　泌乳机制

一、乳汁分泌机制

妊娠中期，乳腺上皮细胞增生速度加快，分化成有分泌能力的泌乳细胞，开始分泌初乳。妊娠期母亲体内孕激素水平较高，乳汁不会大量产生。分娩后，胎盘娩出，孕激素水平急剧下降，泌乳素水平急剧上升，乳腺开始大量分泌乳汁。

与泌乳相关的两种主要激素为泌乳素和催产素。泌乳素作用于乳腺腺泡的分泌细胞，促使乳汁分泌；催产素作用于乳腺腺泡周围的肌上皮细胞，使肌上皮细胞收缩，使乳汁从腺泡进入输乳管。

母乳分泌机制见图6-1。

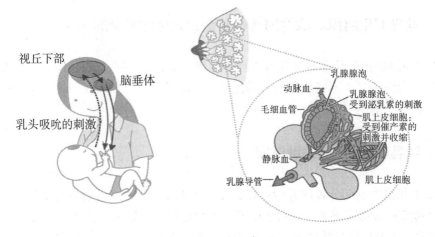

图6-1　母乳分泌机制

二、泌乳生理分期

（一）泌乳准备期

妊娠期和哺乳期是女性乳腺组织再次发育的重要时期。在多种激素的共同作用下，乳腺组织再度发育，包括乳腺腺泡和导管。

（二）泌乳Ⅰ期——从妊娠中期开始到产后两天

1. 乳腺分泌出初乳。初乳是一种黄色、浓缩的乳汁，富含免疫球蛋白、抗体和营养物质，对新生儿非常重要。

2. 此时母亲的泌乳量不大，乳房没有十分充盈，有利于新生儿在母亲乳房上吸吮吞咽，母亲找到舒适的哺乳方式。这是建立母乳喂养关系的最佳时期。

（三）泌乳Ⅱ期

产后胎盘娩出是泌乳Ⅱ期的触发因素，孕激素水平大幅度下降，泌乳素大量释放并维持高水平，在脑垂体分泌的其他激素的协同作用下促进乳汁分泌。

（四）泌乳Ⅲ期

泌乳Ⅱ期之后，乳汁量从急剧上升变为缓慢增加，达到平稳状态。泌乳Ⅲ期，乳汁的分泌从主要由内分泌控制转为自分泌调节，乳汁的生成量由乳汁的移除量决定。

如果乳汁没有及时移除，就会阻碍泌乳素受体与泌乳素的结合，减少乳汁的分泌。早期频繁地吸吮可以刺激乳腺中泌乳素受体增加，结合更多的泌乳素，产出更多的乳汁。

（五）复旧期

分泌乳汁的乳腺上皮细胞因为离乳而变得多余，从而凋亡，然后被脂肪细胞取代。

第五节　母乳喂养姿势

一、定义

母乳喂养姿势是指母亲在哺乳时采取的特定体位和姿势，以确保婴儿能够正确吸吮乳汁并有效地摄取营养。正确的母乳喂养姿势对于婴儿的舒适度、吸吮力度和乳汁排空都至关重要。

二、目的

维持母亲在哺乳时的舒适体位。

三、分类

1. 摇篮式：足月婴儿或母亲喜欢这种体位。
2. 橄榄球式：双胎、婴儿含接有困难、母亲乳腺导管阻塞或母亲喜欢这种体位。
3. 交叉式：非常小的婴儿、患儿、伤残儿或母亲喜欢这种体位。
4. 侧躺式：剖宫产术后、正常分娩后第一天或母亲喜欢这种体位。

四、禁忌证

母亲因疾病或外伤不能采取某种体位。

五、操作流程（表6-1）

表6-1　母乳喂养操作流程

操作前准备	环境准备	环境舒适、安全。
	个人准备	母亲已进餐或如厕，衣着适宜。
	物品准备	枕头或靠枕等柔软的支撑物。

操作步骤	抱婴儿的四个要点	1. 婴儿的头和身体成一直线。如果婴儿的头是扭曲或歪的，就不能轻松地吸吮和吞咽。
		2. 婴儿的脸贴近乳房，鼻子对着乳头。如果母亲将婴儿抱得过高，婴儿的鼻子不能对着母亲的乳头，就不容易将乳头放在婴儿的嘴里。
		3. 婴儿身体贴近母亲。婴儿的整个身体都面对母亲的身体，只稍微离开一点使其刚好能看见母亲的脸，这是婴儿吃奶的最佳姿势。只有将婴儿抱紧，婴儿才能含住大部分乳晕。
		4. 如果是新生儿，母亲不仅要托住其头部和肩部，还要托住臀部。这是为了确保新生儿的安全。对于稍大的婴儿，托着婴儿的上半身就可以了。
	摇篮式（图6-2）	母亲将婴儿抱在怀里，让婴儿的脖子靠近母亲肘的弯曲部位，背部贴着母亲前臂，婴儿的肚子贴着母亲的肚子，头和身体成一直线，可在母亲胳膊下垫枕头，使母亲胳膊得到支撑而不累。
	橄榄球式（图6-3）	母亲将婴儿放在胳膊下，用枕头托住婴儿的身体和头部，母亲的手托住婴儿的枕部、颈部和肩部。
	交叉式（图6-4）	母亲用乳房对侧的胳膊抱住婴儿，用前臂托住婴儿的身体，婴儿的头枕在母亲的手上，母亲的手在婴儿的耳朵或更低一点的水平托住婴儿的头部、颈部和肩部，用枕头帮助托着婴儿的身体。可用乳房同侧的手托起乳房，不要将婴儿的头推向乳房。
	侧躺式（图6-5）	帮助母亲以侧卧位躺着，身体舒适放松，头枕在枕头的边缘，一只手放在枕头旁。婴儿取侧卧位，头不要枕在母亲的手臂上。母亲不要用手按住婴儿的头部，让婴儿的头能自由活动，避免乳房堵住婴儿的鼻部，引起呼吸不畅。母亲另一只手搂住婴儿臀部。
	"C"字形托乳（图6-6）	示指支撑乳房基底部，手靠在乳房下的胸壁上，大拇指放在乳房的上方，两个手指可以轻压乳房，改善乳房形态，使婴儿容易含接。托乳房的手不要太靠近乳头。如果母亲的乳房大而下垂，用手托住乳房可帮助乳汁流出。如果母亲的乳房小而高，则喂养时不需要一直托住乳房。

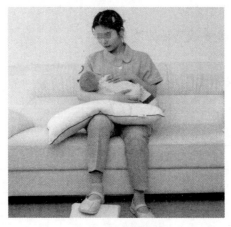

图6-2　摇篮式

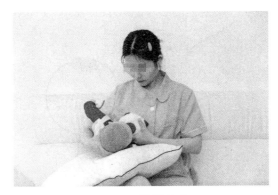

图6-3 橄榄球式

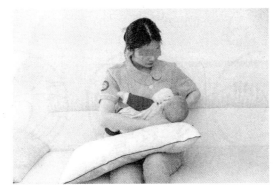

图6-4 交叉式

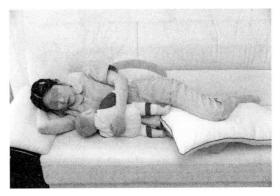

图6-5 侧躺式

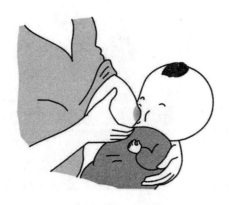

图6-6　"C"字形托乳

母乳喂养步骤见图6-7。

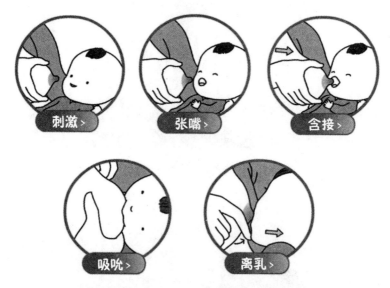

图6-7　母乳喂养步骤

六、正确含接的要点

1. 婴儿嘴张得很大。

2. 婴儿下唇向外翻。

3. 婴儿舌头呈勺状环绕乳晕。

4. 婴儿面颊鼓起呈圆形。

5. 婴儿嘴上方有更多的乳晕。

6. 婴儿慢而深地吸吮,有时突然暂停。

7. 能看见或听到吞咽。

母乳喂养含接姿势见图6-8。

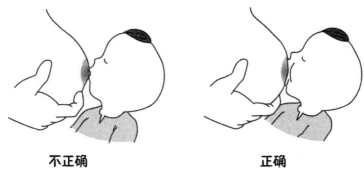

不正确　　　　　　　　　　　　　**正确**

图6-8　母乳喂养含接姿势

七、应避免的常见问题

1. 手指靠乳晕太近或捏着乳头往婴儿口中放，影响婴儿含接。

2. "剪刀"式或用大拇指和示指紧夹乳头或乳晕，使婴儿不能很好地含接和有效地吸吮。"剪刀"式托住乳房会阻断乳汁的流出，但是当喷乳反射过强时，可采用"剪刀"式减少乳汁流出，防止婴儿呛奶，注意变换手指按压的方向。

3. 喂哺时，母亲因担心乳房会堵住婴儿的鼻子，用手指将婴儿鼻子处的乳房组织向后压，这样容易导致乳腺导管阻塞。

4. 医护人员或其他照护者用自己的一只手托起母亲的乳房，另一只手将婴儿的头推向乳房，而不是帮助母亲让她自己将婴儿抱向乳房。这样会对婴儿的后脑施加压力，婴儿会反射性地将头后仰，如果反复多次，可能会导致婴儿拒绝母乳喂养。

第六节　产后早期母婴肌肤接触指导

一、概述

产后早期母乳喂养指导是针对新手妈妈在分娩后最初的几天或几周内，如何正确有效地进行母乳喂养的指导。该指导旨在帮助新手妈妈了解母乳喂养的基本原理、掌握良好的喂养技巧，并提供支持和解决问题的途径。

肌肤接触是指将未包裹的婴儿放在母亲裸露的胸腹部，与母亲直接接触，无需用衣服或者毯子隔开皮肤。在产后早期进行母婴肌肤接触，对婴儿、母乳和母乳喂养都有益处。

（一）对婴儿的好处

1. 婴儿平静、更少哭吵，减少压力和耗能。

2. 稳定婴儿生命体征象：体温、心率、血压、呼吸更稳定。

3. 婴儿血糖较高而稳定。

4. 婴儿更可能含接，会更好地含接（尤其是母亲没有用药的情况）。

5. 增强母婴联系，纯母乳喂养时间会更长。

6. 婴儿会获得母亲体内相同的有益菌（这一点再加上初乳的保护被认为是预防过敏性疾病的重要因素）。

7. 婴儿血氧饱和度更稳定，可降低早产儿的氧需求。

8. 促进婴儿体重增加。

（二）对母亲的好处

1. 促进母亲催产素的分泌，增加子宫收缩，减少产后出血。

2. 减少母亲焦虑，使其平静以及增进对婴儿的回应。

3. 增强母性行为，让母亲对婴儿更加爱怜，促进亲子关系。

4. 增加母乳的分泌。

二、目的

帮助建立母乳喂养行为；稳定婴儿的呼吸、体温、心率、血糖；促进母亲子宫收缩，减少产后出血。

三、适应证

婴儿生命体征平稳，母亲无不适。

四、禁忌证

1. 母体因素：母亲身体不适。

2. 婴儿因素：婴儿有严重胸廓凹陷、喘息或呼吸暂停、严重畸形等。

五、指导流程（表6-2）

表6-2 产后早期母婴肌肤接触指导流程

操作前准备	环境准备	室内温度26～28℃，室内光线柔和、安静。
	个人准备	着装规范、洗手。
	物品准备	预热的干燥薄毯。
操作步骤		母亲体位（图6-9）：协助母亲采取半卧位，抬高床头30°，确保母亲可以看到婴儿。
		新生儿体位（图6-9）： 1. 擦干婴儿全身（双手除外）的羊水，将全身裸露的婴儿俯卧置于其母亲的胸部或腹部。婴儿可以戴帽子、穿纸尿裤。 2. 婴儿头部应高于母亲的乳房，头偏向一侧，保持呼吸道通畅，母亲身边的陪伴者始终可以看到其嘴巴和鼻子。
		让母亲双臂自然弯曲，直接置于婴儿背部。
		将预热过的干燥的薄毯覆盖在母亲拥抱婴儿的手臂上方，需确保婴儿头部、颈部暴露在外。
		了解肌肤接触期间新生儿常见的行为模式，适时告知母亲并鼓励母亲与婴儿互动，当婴儿有吸吮表现时，及时给予协助和指导。
		肌肤接触期间，每15分钟观察并记录以下信息：母亲是否意识清晰；是否有人陪伴；婴儿体位情况，口鼻有无遮挡；婴儿皮肤颜色、呼吸、血氧饱和度；婴儿首次尝试吸吮乳房的时间。
操作后		协助母亲取舒适体位。
		健康宣教：母乳喂养相关知识。

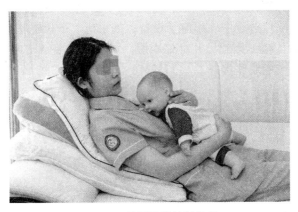

图6-9 母婴肌肤接触体位

六、健康教育

1. 母乳喂养和母婴肌肤接触前应彻底洗净双手，摘掉假指甲，以避免致病菌滋生和伤害母婴。

2. 提供私密环境，可以关闭房门或拉上帘子，以帮助母亲集中注意力学习喂养技巧。

3. 帮助母亲找到最舒适的哺乳姿势。母亲可以采用多种不同的姿势哺乳，但无论采取何种姿势，母亲都要放松舒适，可使用枕头、靠垫等支托母亲背部、腰部、手臂等。移去婴儿的襁褓和裹紧的衣物和手套，使其手部可以自由活动。

4. 产后早期婴儿的含接非常重要，帮助妈妈摆好婴儿的姿势，使婴儿的鼻子在妈妈乳头水平。

5. 向母亲说明，应该按婴儿的需要决定母乳喂养的时间和频次，以保证足够的乳房刺激和维持泌乳量。

6. 教导母亲观察婴儿的吸吮表现，以确保婴儿能够有效地吮吸乳汁。

七、注意事项

1. 尊重母亲意愿。任何情况下都不可以让在母婴肌肤接触中的母婴独自待在房间里。尤其在婴儿首次尝试含接、吸吮乳房时，更需要有医护人员或专业人士在场。

2. 肌肤接触时，确保婴儿四肢屈曲，发现婴儿嘴巴或鼻子受压，需要立即干涉并纠正异常的姿势；如有必要，可以随时终止并给予处理，如发现婴儿肤色异常、婴儿呼吸异常或测得血氧饱和度异常等，需立即启动复苏程序。

3. 要重视婴儿的保暖工作，如果温度下降，婴儿应被充分覆盖。

4. 房间的照明应该便于观察婴儿的肤色。

5. 分娩后，母亲可能因为疲劳，对一些常见的危险因素的敏感性大大下降，陪伴者需高度警惕，切忌在陪伴过程中使用电子设备，如手机、平板电脑等。

6. 一旦母亲感觉困倦，则给婴儿穿好衣服。如果母亲无法实现与婴儿肌肤接触，父亲可以为婴儿提供持续的肌肤接触。

第七节 生理性乳房肿胀的处理方法

一、乳房肿胀的定义

乳房肿大以及膨胀，乳房内积聚大量的血液和组织液，加上乳腺腺泡肿胀变大，压迫乳腺导管，会导致出奶困难、缓慢的情况发生。某种程度上，乳房在泌乳Ⅱ期（分泌激活）的胀满被认为是生理性的。

二、处理目的

帮助进行有效母乳喂养，减轻乳房肿胀带来的不适感，预防乳房其他疾病（如乳腺炎等）的产生。

三、适应证

产后60小时左右，产妇出现乳房肿胀，伴有疼痛、水肿、乳房皮肤绷紧，可能发生乳汁不畅。

四、禁用方法

过烫和过久热敷、过冷和过久冷敷、暴力按摩挤压乳房。

五、处理流程（表6-3）

表6-3　生理性乳房肿胀处理流程

操作前准备	环境准备	温度适宜，空气清新，播放轻松舒适的背景音乐。
	个人准备	清洁双手、清洁乳房，放置防溢乳垫。
	物品准备	毛巾、温水、防溢乳垫、盛奶容器（母乳袋/储存奶瓶）。
操作步骤	哺乳前刺激，喷乳反射	乳房热敷：把毛巾用温水浸湿，挤干水分，轻敷乳房周围皮肤2～3分钟，避开乳头及乳晕。
		乳房按摩：从乳房上端往乳头方向按摩，由胸壁往乳头方向按摩整个乳房。这个方式有助于放松及刺激喷乳反射；用按门铃的方式按压并揉动乳头，直到乳头挺立起来，或者出现乳房酥酥麻麻的感觉，大约需要半分钟时间；轻轻地摇晃乳房，身体同时往前倾，借助地心引力帮助乳汁往外流。
		按摩母亲的背部与颈部。
	如果婴儿能够吸吮，进行母乳亲喂	母亲肌肤相贴地抱着婴儿，帮助其正确含接，让婴儿频繁吸吮，以刺激催产素的分泌。

操作步骤	如果婴儿不能够吸吮，用手挤奶（图6-10）	母亲把手彻底洗净。
		坐或站均可，以自己感到舒适为准，将容器靠近乳房。
		将拇指放在乳头和乳晕上方，示指（或示指和中指）放在乳头和乳晕下方，二指相对。其他手指托住乳房。
		用拇指及示指（或示指和中指）向胸壁方向轻轻下压。注意不可压得太深，否则将引起乳腺导管阻塞。
		压力应作用在两指间的乳头和乳晕下方的乳房组织上，也就是说，要按压在乳晕下方的大导管上。对于处在哺乳期的乳房，有时可以摸到大导管，它们像是豆荚或花生。如果母亲摸到了大导管，就能准确挤压。
		反复一压一放。操作时不应引起疼痛，如果有疼痛，说明方法不正确。第一次挤压可能没有奶滴出，但压过几次后，就会有奶滴出。如果喷乳反射活跃，乳汁还会流出。
		依各个方向按照同样的方法从两侧按压乳晕，要使乳房内各个部分的乳汁都被挤出。
		压乳晕的手指不应摩擦皮肤或滑动，应类似滚动式的动作。
		不要挤压乳头。挤压或拉扯乳头不会出奶。同样的道理，婴儿只吸吮乳头也不会有奶。
		一侧乳房至少挤奶3~5分钟，待乳汁少了，就可挤另一侧乳房；如此反复数次。双手可交换使用，以免疲劳。
		需要指出，为挤出足够的乳汁，持续时间应以20~30分钟为宜，特别是在分娩后最初几天，泌乳量少，挤奶时间更不能短。不可指望在较短时间内完成挤奶，这一点尤为重要。
	如果婴儿不能够吸吮，用吸奶器吸奶	将吸奶器的漏斗紧紧压在乳房上，不要让空气进入。
		打开吸奶器开关或手动产生负压，开始吸奶。
		一侧乳房至少吸奶3~5分钟，左右交替，持续时间以20~30分钟为宜。
	哺乳后减轻水肿	反向按压软化技术十分有益于缓解乳房水肿，使用轻柔的正向压力软化乳晕周围乳头基底部的某个区域（3~4cm/1~2英寸）。
		为了缓解生理性乳房肿胀的不适感，可以使用卷心菜、土豆片、冷毛巾等对乳房进行冷敷，但要避开乳头和乳晕，一次敷15~20分钟即可（图6-11）。禁忌：过烫和过久热敷、暴力按摩乳房。

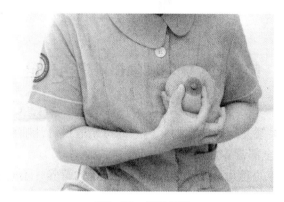

图6-10　挤奶手法

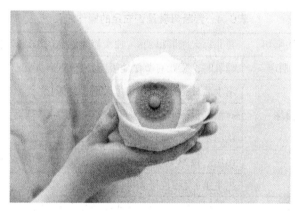

图6-11　乳房冷敷

六、健康教育

1. 操作前：告知产妇刺激乳汁排出的准备工作、目的、好处、可能出现的不适及注意事项。

2. 操作中：告知产妇不同处理方式的操作要领和注意事项，倾听产妇主诉。

3. 操作后：告知产妇多余乳汁的储存方法和乳汁的复温方法。如发现乳房有其他不适，及时就诊。

七、注意事项

在医护人员的指导下进行，注意倾听产妇主诉；循序渐进地进行，如有不适立即停止；禁忌暴力，切勿"一次解决"，适时终止。

第八节　如何判断母乳是否充足

母乳是最适合人类婴儿的自然食物，健康的母亲通过乳汁哺育可以满足健康足月儿最初6个月正常生长的全部营养需要。

要判断纯母乳喂养的婴儿是否从母乳中得到充足的营养，不需要将乳汁挤出称重来估计婴儿的摄乳量。

判断母乳是否充足的操作流程见表6-4。

表6-4　判断母乳是否充足的操作流程

早期母乳喂养（新生儿期）	频繁喂奶	婴儿每天能够得到8～12次较为满足的母乳喂养。
	吞咽声	哺乳时，婴儿有节律地吸吮，仔细听可听见明显的吞咽声。
	排尿	出生后最初2天，婴儿每天至少排尿1次。
		有粉红色尿酸盐结晶的尿应在出生后第3天消失。
		从出生后第3天开始，每24小时排尿应达到6～8次。
	排便	出生后每24小时至少排便3次，每次大便应多于一大汤匙。
		出生第3天后，每天可排软黄便4～10次。
	体重	出生后第7～10天，婴儿应恢复出生体重。
1~6个月	婴儿情绪	婴儿表现出满足的情绪，喂养后睡眠时长60～90分钟。
	尿量	婴儿每天能尿湿5～6个纸尿裤。
	体重	称量婴儿摄乳前后的体重来判断。
	乳房充盈程度	哺乳后乳房变软。
	生长曲线	定期测身长、体重、头围，标记在WHO儿童成长曲线上，6个月前婴儿每个月测量一次身长、体重和头围。
	生长规律	婴儿生长有自身规律，不宜追求参考值上限。

一、健康教育

坚持记录喂养情况，对于自我调节母乳喂养、促进长期纯母乳喂养非常有意义。最终，婴儿的体重增长能说明婴儿摄入是否足量。

二、注意事项

1.2岁以下婴儿应躺着量身长，身长为头、脊柱和下肢长的总和。

2.最好能连续测量两次，两次相差不能超过0.4cm。

第九节 上班母亲的乳汁储存及乳汁复温

母亲上班后常需背奶，即挤出乳汁带回家。返回工作岗位后，母亲会感到情感和体力上的疲惫，存在担心乳汁量不足、胀奶、漏奶以及夜间频繁喂奶等问题。全职工作可能会影响母乳喂养。因此，母亲需要提前安排好婴儿的照料者，并就喂养方式和作息达成共识，适当调整婴儿的作息和喂养节奏。

长期母乳喂养对母婴的健康有显著效益。对于上班后是否继续母乳喂养还没有做出决定的母亲，提前告知她们工作后继续母乳喂养的益处与方法，促进母乳喂养持续至婴儿2岁及以上。

需注意以下情况：

1.母亲若处于传染病发作期则不可储存乳汁。

2.乳汁不可与其他食物、药品等混放。

3.乳汁复温时，切勿微波炉加热、开水烫热、锅中煮沸等。

上班母亲的乳汁储存及乳汁复温流程见表6-5。

表6-5 上班母亲的乳汁储存及乳汁复温流程

操作前准备	环境准备	专门冰箱/冰柜、家用冰箱。			
	个人准备	清洁双手。			
	物品准备	盛奶容器（奶瓶/收集器）、吸奶器（图6-12）、母乳袋（图6-13）/储存奶瓶、温奶器、标签、笔。			
操作步骤	乳汁储存	储存地点	常温室内。	冰箱冷藏室。	冰箱冷冻。	深冻。
		温度	16-29℃。	4℃。	-17℃。	-20℃。
		储存时间	4小时以内最佳。如果是用非常洁净的方式收集母乳，6~8小时也可以接受。	4天以内最佳。	最多9个月。	最长12个月。
		注释	储存乳汁用小袋分装。建议以57~113mL/袋为宜，以防浪费。婴儿一顿没吃完，留在瓶内的乳汁，应该在2小时内吃完。	如果是用非常洁净的方式储存在冰箱深处，可储存8天。	储存在冰箱深处。母乳冷冻时会膨胀，所以不要把容器装得太满。	

操作步骤	乳汁复温	冷冻母乳的复温	放在流动的冷水里，逐渐加入热水并缓慢旋转，直至母乳完全解冻并升至合适的喂养温度。
			在使用前一天，将冷冻母乳放入冷藏室，婴儿吃的时候再隔水烫热或用温奶器加热。
		冷藏母乳的复温	将储奶容器放进温热的水里浸泡，浸泡时要时不时晃动容器使母乳受热均匀。
			将温奶器的温度设定在40℃，隔水加热母乳。
		快速测奶温的方法	滴一滴母乳在手腕内侧，感觉温热但不烫说明温度合适。
		注意事项	加热的过程中不可使液面没过瓶盖，以免发生污染。
			不要将母乳直接用炉火或者微波炉加热，解冻后的母乳不能再次冷冻。
			冷冻的母乳复温后，在使用前可轻轻摇晃，使奶水和油脂混合均匀。

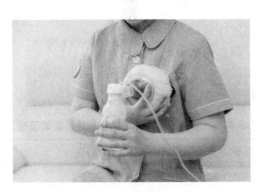

图6-12 吸奶器吸奶

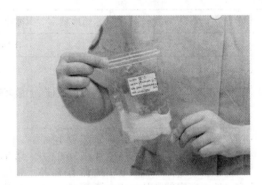

图6-13 母乳袋存奶

健康教育内容如下：

1. 操作前，告知乳汁储存和乳汁复温的准备工作、目的、好处、注意事项。

2. 操作中，告知具体操作办法。

3. 操作后，告知坚持母乳喂养的好处。

注意事项如下：

1. 在上班期间寻找合适的冰箱暂存乳汁，灵活解决上班中的不便问题。

2. 使用温水烫热时，谨防烫伤。

（徐丹凤　昝玲丹）

第七章

妊娠期和哺乳期乳腺全程管理

第一节 乳房保健操

一、概述

乳房保健操是临床上预防乳腺癌的运动，能够促进乳房周围血液循环，增强免疫功能，从而起到保健和按摩乳房的作用。近年来，临床研究表明，乳房保健操能够促进母乳分泌，可减轻乳腺导管不通导致的疼痛。

二、目的

提高泌乳良好率，减轻乳房疼痛，降低乳房相关并发症的发生率，保持乳房的形体美。

三、适应证

妊娠期及产后乳房自然下垂、产后母乳不足、产后乳腺导管不通导致的疼痛。

四、禁忌证

一般无特殊禁忌证。

五、操作流程（表7-1）

表7-1 乳房保健操操作流程

操作前准备	环境准备	温度适宜，空气清新，可播放轻松舒适的背景音乐。
	个人准备	孕产妇排空大小便，换上宽松的衣服。
	物品准备	无特殊物品准备。
操作步骤	第一步：挤压胸侧	两手掌相对，轻轻放在胸部两侧，吸一口气。
		缓缓吐气，同时双手将胸部两侧肌肉用力往中央挤压集中。
		感觉到胸部被挤压到极限时，放松手掌，再慢慢吸一口气。
		循环做10次。
	第二步：拉伸胸肌	身体站直，先举起右手，努力向上伸。
		右脚配合向下拉长，保持这个动作5秒，换左手左脚，同样伸展。
		循环做10次。
	第三步：合十挺送	双手合十放在胸前。
		肩放平，手肘向外并与手掌成垂直状态。注意双手与胸相距15～20cm。
		收腹，背部稍微弓起，合十的双手用力向前，边吐气边向前上方挺送胸，然后边吸气边收回双手至胸前。
		循环做5～6次。

六、健康教育

1. 操作前：告知孕产妇乳房保健操的准备工作、目的、好处、可能出现的不适及注意事项。

2. 操作中：告知孕产妇做乳房保健操的过程中注意调节呼吸，如有不适及时停止。

3. 操作后：告知孕产妇注意休息，适量饮水，如有不适及时就诊。

七、注意事项

1. 尊重孕产妇意愿，循序渐进地进行，如有不适立即停止。

2. 避免长时间站立，旁边需要有家属照顾陪伴，以免发生意外。

第二节 乳头凹陷手法矫正

一、概述

乳头凹陷是常见的妇产科疾病之一，表现为乳头未能突出乳晕表面或者局部突出。在我国，乳头凹陷的发生率约为3%。这不仅影响乳房的外观和正常哺乳，还可能导致感染等问题，如乳头糜烂。乳头凹陷与乳房的先天发育畸形有关，也可能与乳腺导管短缩或纤维化挛缩有关。根据内陷程度，乳头凹陷可分为一度、二度和三度，分别表示部分内陷、完全内陷但可挤出、完全内陷且不能挤出。

二、目的

改善乳头凹陷，促进母乳喂养，提高母乳喂养成功率。

三、适应证

乳头凹陷的孕产妇。

四、禁忌证

有早产征象的乳头凹陷孕妇。

五、矫正流程（表7-2）

表7-2 乳头凹陷手法矫正流程

操作前准备	环境准备	温度适宜，空气清新，可播放轻松舒适的背景音乐。
	个人准备	孕产妇排空大小便，换上宽松的衣服，修剪指甲，清洁双手，清洁乳房。
	物品准备	无特殊物品准备。

操作步骤	第一步：乳头凹陷状况评估	评估乳头凹陷的分度。
		评估乳头清洁度。
		评估乳头是否有感染。
	第二步：十字法矫正（图7-1）	选取舒适的体位。
		两拇指放置在乳头两侧，自乳头根部向侧方缓慢拉伸，促使乳晕皮肤、皮下组织撑开，乳头得以外凸。
		两拇指对乳头进行上下纵向拉伸，单次拉伸时间为3分钟。
		乳头外凸后，一只手托住乳房，另一只手示指、拇指对乳头基底部进行旋转式外提拉。
		反复操作数次。

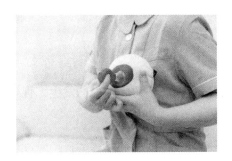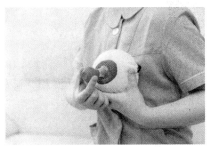

图7-1　十字法矫正

六、健康教育

1. 操作前：告知孕产妇乳头凹陷手法矫正的准备工作、目的、好处、可能出现的不适及注意事项。

2. 操作中：告知孕产妇进行乳头凹陷手法矫正的过程中注意放松身体，如有不适及时告知，并及时终止操作，特别是发生腹胀、腹痛等情况。

3. 操作后：告知孕产妇注意放松休息，反复操作才能有效矫正。如有疑问，及时咨询。

七、注意事项

1. 尊重孕产妇意愿，循序渐进地进行，如有不适立即停止。

2. 避免一次性长时间矫正同一侧乳头；旁边需要有家属照顾陪伴，以免发生意外。

第三节 乳汁淤积排乳法

一、概述

乳汁淤积是乳腺结构不良、乳腺腺叶上皮细胞脱落、静脉充盈压迫乳腺导管等因素综合作用导致乳腺导管阻塞引起的一种疾病。若未积极处理，易导致急性乳腺炎。物理疗法是目前治疗乳汁淤积和乳腺炎的重要手段，可疏通部分阻塞的乳腺导管，缓解乳房胀痛。

二、目的

使乳腺导管通畅，减少乳汁淤积，减轻乳房胀痛，预防乳腺炎的发生，促进母乳喂养，提高母乳喂养成功率。

三、适应证

乳汁淤积的产妇。

四、禁忌证

一般无特殊禁忌证。

五、操作流程（表7-3）

表7-3 乳汁淤积排乳法操作流程

操作前准备	环境准备	温度适宜，空气清新，可播放轻松舒适的背景音乐。
	个人准备	产妇排空大小便，换上宽松的衣服，清洁双手，清洁乳房。
	物品准备	温水。

续表7-3

操作步骤	第一步：按摩乳房周围穴位（图7-2）	洗净并温热双手，产妇选取舒适的体位。
		拇指点揉膻中穴1~2分钟。膻中穴属任脉，位于前正中线上，两乳头连线的中点。
		拇指点揉神封穴1~2分钟，神封穴属足少阴肾经，位于胸部，第4肋间隙，前正中线旁开2寸（乳头至前正中线的距离为4寸，一半为2寸）。
		拇指点揉膺窗穴1~2分钟，膺窗穴属足阳明胃经，位于胸部，第3肋间隙，距前正中线4寸。
		拇指点揉天池穴1~2分钟，天池穴属手厥阴心包经，位于胸部，第4肋间隙，乳头外1寸/前正中线旁开5寸（1寸约为大拇指第1指节的宽度）。
		拇指点揉乳根穴1~2分钟，乳根穴属足阳明胃经，位置在乳头直下，乳房根部，第5肋间隙，距前正中线4寸。
	第二步：排乳按摩	选取舒适坐位。
		提拉乳头5~10次。
		用手指指腹轻轻点状按压乳晕区，力度朝向乳头开口方向。
		先疏通乳晕附近的乳腺导管，再疏通乳根区，指腹向乳头方向逆放射状挤压乳腺导管，动作轻柔。
		用拇指和示指呈鸭嘴样轻压乳晕区排乳。

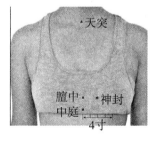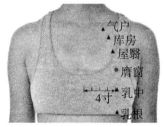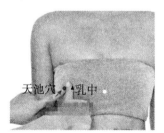

图7-2　乳房周围穴位

六、健康教育

1. 操作前：告知产妇乳汁淤积排乳法的准备工作、目的、好处、可能出现的不适及注意事项。

2. 操作中：告知产妇进行乳汁淤积排乳法的过程中注意放松身体，如有不适及时告知，并及时终止操作，特别是疼痛严重者。

3. 操作后：告知产妇注意放松休息，注意保暖，胀痛不减或皮温高者可适当采取冷敷。

七、注意事项

1. 取得产妇知情同意，手法力度循序渐进，如有不适立即停止。

2. 避免一次性长时间按摩同一侧乳头。一般建议一侧乳房按摩3~5分钟，两侧交替排乳，全程以20~30分钟为宜。

（宋蝶）

第八章

情绪管理

第一节　妊娠期和分娩期的情绪管理

一、妊娠期、分娩期的情绪特点

1. 妊娠早期（不可耐受期）：情绪波动大，心理脆弱，依赖性强；常常对自己是否能顺利度过妊娠期持怀疑态度，担心胎儿流产、畸形等；很难保持愉快、平静的情绪，出现烦躁、委屈、焦虑等不良情绪。

2. 妊娠中期（适应期）：心态相对平稳，可能因产检中发现一些异常而担心胎儿发育，产生过度焦虑情绪。

3. 妊娠晚期（过度负荷期）：身体负荷加重，容易出现睡眠障碍等健康问题，心理问题增多。喜悦与恐惧同时存在，更易激惹、爱哭，甚至抑郁。

4. 分娩期（情绪不稳定期）：对分娩异常紧张和恐惧不安，害怕疼痛，担心分娩异常情况出现。妊娠晚期及分娩过程中伴有焦虑、恐惧的应激反应。

二、妊娠期、分娩期情绪管理的意义

早期识别及管理情绪能帮助孕产妇顺利度过妊娠期、分娩期，促进家庭和谐及稳定。

三、情绪管理的要点

社会及家庭支撑至关重要，孕产妇家庭成员尤其是丈夫参与妊娠期及分娩期生理及心理知识学习，引导孕产妇及家人处理好人际关系。

1. 指导定期产检。

2. 加强产前健康教育，使孕妇主动学习妊娠和分娩的相关知识。

3. 帮助孕妇提前熟悉分娩环境。

4. 重视分娩过程中的心理支持。

第二节　产褥期的情绪管理

一、产褥期的情绪特点

1. 受激素影响，情绪不稳定，表现为食欲不振、消化不良、睡眠障碍、精神沮丧、焦虑不安、注意力及记忆力减退等。

2. 社会角色转变，心理压力大，母亲身份叠加，作息变化，易焦虑不安。

3. 缺乏科学坐月子、养育孩子的知识，家庭成员易起矛盾，心理压力大。

4. 少数家庭仍然存在"重男轻女"的错误观念，性别期望不一致时，心理负担重。

5. 产后抑郁的高发阶段。

二、产褥期情绪管理的意义

早期识别及管理情绪能帮助产妇顺利度过产褥期，促进角色的转变。

三、产后抑郁的识别要点

产后抑郁常在产后2周以内发生，产后4～6周症状明显。产后抑郁的临床表现复杂多样，主要分为核心症状、心理症状和躯体症状三个方面。

（一）核心症状

情绪低落；兴趣和愉快感丧失；精力下降，易疲劳，经休息后不能好转，活动减少，这是产后抑郁的关键症状。诊断产后抑郁应至少包括上述三个症状中的两个。

（二）心理症状

1. 焦虑程度重、时间长。

2. 专注力下降时间变长。

3. 自信降低，过度责怪自己，对自己过多消极评价。

4. 有自罪观念和无价值感，认为自己一无是处，对不起家庭、社会，甚至认为自己是个罪人。

5. 对前途悲观，看不到光明和希望。

6. 一些产后抑郁患者会产生自伤、自杀观念甚至行为，并且有伤害婴儿的想法及惩罚婴儿的行为。

7. 强迫观念。产后抑郁患者常常会出现伤害婴儿的想法，有些产后抑郁患者因担心自己会控制不住伤害婴儿而不愿意与婴儿接触。

8. 精神病性症状，主要是幻觉、妄想等，有时还会出现感知障碍，认为孩子外形等发生了改变，甚至像个小怪物，由此产生伤害婴儿的行为。

（三）躯体症状

产后抑郁患者常常伴有躯体功能障碍的表现，有时躯体症状可能成为患者最先出现的症状或就医的原因。常见的躯体症状如下：

1. 入睡困难，易醒多梦，早醒（在安静的环境也没办法正常入睡）。

2. 食欲及体重下降（希望自己多吃，但没有食欲）。

3. 性欲下降，无法从中体验到快乐。

4. 非特异性症状，如头痛、腰酸背痛、恶心、口干、胃部不适、大小便异常。

（四）产后抑郁与产后不良情绪、产褥期精神病需要鉴别

1. 产后不良情绪：产后数日内产生一过性、轻度不良情绪，常发生于初产妇。在初为人母的前几天，欢喜与担忧反复出现，对婴儿缺乏感情，但是仍能正常哺育婴儿，能维持基本生活。这种不良情绪往往会在1周内自然消失。少数产妇的产后不良情绪持续存在，发展成产后抑郁。

2. 产褥期精神病：产后发生的各种精神障碍的总称，常常在产后2周发病，症状特点是极度激动、意识错乱、睡眠减少、幻觉和（或）妄想。患者出现上述情况，应及时到精神科就诊，请精神科医生会诊，以便排除身体或脑部疾病引起的精神症状。

四、情绪管理的要点

1. 家庭成员或母婴护理师应在生活上给予产妇体贴、科学的照顾。

2. 家庭成员，尤其是丈夫要给产妇心理上的支持，理解、关爱产妇。

3. 母婴护理师应格外注意自己的言行，语言温和，态度亲切，要对产妇表示关心，建立情感链接。及时进行相关知识宣教，如饮食、体形恢复的知识等。教会产妇一些放松训练的方法。

第三节　孕产妇如何处理情绪

一、情绪处理的宗旨

以孕产妇心理及身体健康为准则，识别其情绪原因、类别，教会其使用适当放松训练，结合非语言沟通方式，调节孕产妇的紧张、焦虑情绪。必要时应及时协助孕产妇就医，以便进一步诊治。

二、常见放松训练方法——冥想

（一）冥想准备

1.找一个安静的空间。

2.准备一把直背的椅子或者一个垫子，用柔和的光为这个空间照明。

3.确定一个没有其他活动干扰的、专门用于冥想的时间。可以考虑清晨或者夜晚。

（二）冥想的具体方法

1.坐在垫子或者椅子上，找一个舒服的位置能够让你保持20分钟或更长时间不动。

2.闭上眼睛或者眼睛盯着空白的墙面。不是看着空白的墙面，而是透过墙面冥想。需要眨眼的时候就眨眼。

3.集中注意力在你的呼吸上。从10开始倒数，你可以通过计数的方式让自己平静下来。如果你有更多的时间并且这种方法对你有效，可以考虑从50或者100开始倒数。

（三）冥想的注意事项——保持专注

1.审视你的想法。不管你此刻的想法是什么，请接受它的来与去。

2.不要挣扎，只是坐着就好。

3.拥抱自己，释放自己的本性，接受自己的好与不好。

（四）结束冥想

1.让自我回归身体，感受你的身体碰触地面或者椅子

2.试着给自己2分钟安静平和的感激时间。一种积极的思维可以改善你一整天的心情。

3.规划一个每天用于冥想的时间，坚持去做。实践得越多，这个过程就会越简单。

三、非语言沟通方式

1. 眼神交流：直接友好的眼神交流可以使孕产妇感到她们是对话的中心。

2. 面部表情：面部表情可以传递情感，当情感真挚时面部表情的效果最佳。

3. 手势：手势的使用依据不同的情况而有所差异。当你聆听的时候，手可以自然放松。

4. 身体姿势：敞开、平衡、直立的身体姿势可以传递信心。

5. 读懂肢体语言：①双臂交叉可能意味着生气、蔑视、无趣；②双脚指向出口或者不断看表表示厌烦或者着急离开；③咬嘴唇表示紧张或恐惧；④扳手指关节表示自我安慰；⑤使用钱包、背包或公文包作为遮挡表示个人空间被侵犯。

第四节　婴儿情绪管理

一、最初的情绪反应

婴儿出生后即有情绪表现，如哭、静止、四肢蹬动。情绪专家伊扎德的研究表明，人类婴儿在出生时就会展示出五种不同的情绪：惊奇、伤心、厌恶、最初的微笑和兴趣。情绪具有遗传性。

二、婴儿依恋情绪

新生儿至3个月婴儿对人反应的最大特点是不加区分、无差别，还未有对任何人（包括母亲）的偏爱。3个月后婴儿对母亲更为偏爱，对熟悉或陌生的人开始有选择性。

三、应对哭闹

哭闹是婴儿常有的表现，我们应该对婴儿哭闹有一个正确的认识。父母可以通过一些措施来帮助婴儿获得平静，但最终的目的是让婴儿自己学会安静。

（一）让婴儿感到满足，减少哭闹的发生

1. 当婴儿安静时，多跟他/她相处，试着进行眼神交流，温柔地跟婴儿说话，陪婴儿玩耍，还可以播放舒缓的音乐，使婴儿的安全感得到满足。

2. 让婴儿有事可做。婴儿安静时，给他/她一些东西，让他/她看或听，经常帮助他/她更换姿势，让他/她看到更大范围、更新鲜的东西。

3. 模拟子宫安全感，多抱抱婴儿。在婴儿睡觉时，模拟子宫环境，采用大浴巾将婴儿四肢包裹，增加婴儿的安全感。另外，每天花时间抱抱婴儿，但是切勿频繁晃动。

（二）应对婴儿哭闹的具体方法

1. 迅速反应让婴儿知道自己哭泣会得到回应，迅速反应可以防止婴儿变得更加不安和烦躁。

2. 评估婴儿哭闹的原因。

（1）性格原因：有些婴儿比较爱哭，也更难安慰，有些婴儿比较容易因为突然的变化或噪声而感到不安。

（2）身体原因：哭闹可能发生在婴儿累了、饿了、渴了、太饱，或身体不舒服的时候；也可能发生在他们热了、冷了、尿湿了、排便了，或感到疼痛的时候。如出现吮吸、躁动或发出嘟囔的声音，可能是婴儿饿了。如果婴儿已经醒了一段时间，可能是困了。揉眼睛、焦躁易怒可能是婴儿疲乏的信号。查看纸尿裤，看是不是大小便了。

（3）哭闹可以作为对外部刺激的回应，也可以作为排解负面情绪的方式。

（4）哭闹有时仅仅发生在婴儿想要抱抱时，但父母常常忽略。

3. 针对婴儿哭闹原因解决问题。

4. 及时调整婴儿姿势，让婴儿放松。态度平静、温和地对待婴儿；竖着抱婴儿，让他/她紧紧贴近自己的身体；亲吻、抚摸婴儿，轻拍他/她的背部，或按摩他/她的身体；轻声哼唱歌曲，温柔地说话。

5. 其他方式：播放舒缓的音乐，有节奏地轻轻摇晃婴儿；将灯光调暗，避免频繁的眼神接触；帮婴儿洗澡；带婴儿出门散心。

（三）婴儿哭闹时的特别注意事项

如果按照上述方法安抚婴儿10~15分钟无效，可以参考以下建议。

1. 在学会以上的应对方法后仍然要明确的是：努力并不总能起作用。可以放松几分钟，再次尝试安抚。

2. 提醒自己健康婴儿都会哭闹，这一现象会随着婴儿的成长而逐渐减少。

3. 如果已经尝试了各种办法，但婴儿依旧哭闹不止，且已排除疾病状态，那就顺其自然。

4. 鼓励家庭成员共同积极处理婴儿哭闹问题，互相帮助。

（李艾）

第九章

新生儿照护

第一节　新生儿沐浴

一、概述

使用适宜温度的清水，对新生儿的皮肤进行清洁，去除多余油脂和汗渍，使新生儿感到舒适。新生儿多采用盆浴。

二、目的

清洁新生儿皮肤，促进血液循环，增加新陈代谢，使新生儿感到舒适，增进与新生儿的情感交流。

三、适应证

正常新生儿生后第二天且生命体征平稳即可开始沐浴。

四、禁忌证

1. 皮肤破损。
2. 24小时内进行过预防接种、静脉穿刺等。
3. 存在骨折。
4. 生病的新生儿不建议沐浴。

五、操作流程（表9-1）

表9-1　新生儿沐浴操作流程

操作前准备	个人准备	着装整齐，洗手、修剪指甲。
	用物准备	小毛巾2条、浴盆、大浴巾、包被、清洁衣裤、中性沐浴露、纸尿裤。
	环境准备	关闭门窗，室温调节至26～28℃。
操作步骤	备沐浴用水	在浴盆中先放冷水，再放热水，避免新生儿烫伤，调节水温至38～40℃，使用水温计或手腕部测试水温。
	脱衣服	将浴巾铺开，新生儿放在浴巾上，脱掉衣裤，只穿纸尿裤，用浴巾把没穿衣裤的新生儿包裹好。
	洗脸	用左臂抱起新生儿，右手持拧干的湿毛巾，轻轻擦洗新生儿脸部，擦洗顺序：为眼（由眼睛内侧向外眼角轻轻擦拭）→额头→颊部→嘴角→面部→耳后。
	洗头	用右手托住新生儿的头部和颈部，拇指和中指从其头的后面压住双耳，盖住外耳道，防止洗操水流入耳道内，左手持温湿毛巾为其洗头，先将新生儿的头用水湿润，再在手上倒少许沐浴露，搓揉出泡沫，然后用指腹轻轻在头上揉洗，再用温水将新生儿的头冲洗干净，并用干毛巾轻轻擦干。沐浴露并非必需品，不需要每次使用，若使用沐浴露，建议选择中性沐浴露，以免刺激新生儿娇嫩皮肤。
	洗身体	将新生儿从脚部到身体慢慢放入浴盆中，左手臂横过新生儿肩膀固定其腋下，新生儿仰卧枕于手臂上，右手持毛巾依次清洗：颈部→双臂→腋下→前胸→腹部→背部→腹股沟→臀部→下肢。动作缓慢、轻柔，避免直接将新生儿放入水中造成惊吓。重点清洗新生儿皮肤皱褶处。女性新生儿注意清洁大小阴唇，若大小阴唇处存在白色的胎脂，可在沐浴前先使用润肤油擦洗后再沐浴。
	擦干，穿衣	沐浴后，将新生儿抱出浴盆，立即用大浴巾包裹、擦干，动作轻柔迅速，避免新生儿着凉。为新生儿穿上纸尿裤，更换干净衣物，用包被包裹起来。

新生儿沐浴示意图见图9-1。

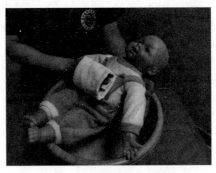

图9-1　新生儿沐浴示意图

六、健康教育

1. 在开始沐浴前调节好室温，以免新生儿受凉。
2. 准备好浴巾及新生儿的衣物，沐浴结束即刻为新生儿擦干保暖。
3. 早产儿可以适当减少沐浴，以免皮肤干燥或造成更多的刺激。

七、注意事项

1. 正常新生儿出生后第2天就可以沐浴，夏季每天可沐浴1~2次，冬季每周沐浴2~3次。在生病、皮肤损伤的情况下不建议沐浴，吃奶后不宜马上沐浴，早产儿、低出生体重儿沐浴要慎重。
2. 不建议使用婴儿爽身粉。皮肤皱褶处可涂抹适量的润肤露，臀部可使用护臀膏。
3. 沐浴时间不宜过长，最好控制在10分钟左右，避免新生儿身体长时间裸露在外而受凉。
4. 洗头时，如果头皮上有头垢，可在沐浴前将婴儿油涂抹在新生儿头上，以软化头垢，再使用中性沐浴露/洗发水清洗。

八、常见并发症及处理

1. 口鼻呛水：立即浴巾包裹，使新生儿趴在掌心，一只手扣背，如遇发绀，立即拨打120求救。
2. 耳朵进水：将适当大小的棉球轻轻置于外耳道，新生儿取侧卧位，通过重力作用将水吸出来。

第二节　臀部护理

一、概述

臀部护理包括更换纸尿裤和臀部皮肤的护理。臀部皮肤皱褶面积较多，需注意彻底清洁，并保持干燥。

二、目的

保持新生儿臀部皮肤清洁、完整，预防红臀发生；观察新生儿臀部皮肤情况。

三、适应证

纸尿裤有尿液和粪便浸染，臀部皮肤发红、破损或出现皮疹。

四、禁忌证

无。

五、操作流程（表9-2）

表9-2　臀部护理操作流程

操作前准备	个人准备	洗净双手。
	用物准备	一次性尿布、婴儿湿纸巾、纸巾、小盆盛温水（水温40～42℃）、护臀膏、垃圾桶。
	环境准备	温度26～28℃，光线适宜。
操作步骤	脱纸尿裤	松开被褥，解开纸尿裤，轻提新生儿双足，将纸尿裤污染面向内反折于新生儿臀下，观察新生儿臀部皮肤情况，有无红臀、皮疹等发生。
	清洁臀部	用温水浸湿婴儿湿纸巾，擦净臀部，注意擦净腹股沟及皮肤皱褶处。
	涂抹护臀膏	用纸巾擦干臀部皮肤，丢弃脏纸尿裤，将干净的纸尿裤放在新生儿的臀部下方，在会阴处、肛周、臀部处均匀涂抹上护臀膏，护臀膏可将新生儿的皮肤与大便、小便隔离开，保护新生儿皮肤。
	穿好纸尿裤	将纸尿裤沿着粘贴区粘好，松紧适度，拉出纸尿裤荷叶边，防止大小便外。纸尿裤过紧影响新生儿呼吸，可造成新生儿不适；纸尿裤过松，易造成大小便外漏。

臀部护理示意图见图9-2。

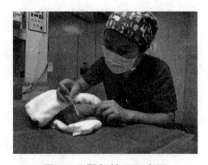

图9-2　臀部护理示意图

六、健康教育

1.操作前确保用物准备齐全。

2. 注意观察新生儿臀部皮肤情况，有无皮肤潮湿发红、破损、皮疹。

3. 如臀部皮肤存在异常，注意暴露臀部皮肤，增加护理频次，促进皮肤恢复。

七、注意事项

1. 每次臀部护理时注意观察新生儿皮肤状况，当出现红臀时，要增加纸尿裤更换次数，有大便时需要立即更换。

2. 女性新生儿擦洗会阴时，要从上到下、从前到后，逐步清洗：外阴→腹股沟→肛门→臀部。

3. 男性新生儿解开纸尿裤后不要立即拿开，可停留几秒再拿开，以免尿液喷出，弄湿、污染床单。

第三节　眼部护理

一、概述

用生理盐水棉签或棉球擦拭眼部（由眼内眦向眼外眦），清洁分泌物，保持眼部清洁。

二、目的

预防眼部感染，清洁眼部分泌物，保持眼部卫生，使新生儿感到舒适。

三、适应证

1. 每日晨间常规清洁。

2. 眼部感染，有较多分泌物。

四、禁忌证

无。

五、操作流程（表9-3）

表9-3　眼部护理操作流程

操作前准备	环境准备	温度适宜，环境安全。
	新生儿准备	新生儿沐浴完成，包被包裹保暖。
	物品准备	灭菌生理盐水，医用棉签、消毒棉球。
	操作者准备	清洁双手。
操作步骤	棉签蘸取生理盐水	湿润棉签即可，不要蘸取太多，以不滴水为宜。
	眼部清洁	将棉签从内眦向外眦进行轻轻擦拭，一只眼睛擦拭完成后，需更换新的棉签擦拭另一只眼，注意由内向外，两只眼睛要更换棉签，以免交叉感染。
	分泌物处理	如果分泌物过多或干结在眼部，可用生理盐水浸湿消毒棉球，湿敷眼睛片刻，不可过分用力擦拭。
	滴眼药水	若眼部存在感染，清洁完毕后，可将眼睑拉下，将药水滴于眼睑内。

眼部护理示意图见图9-3。

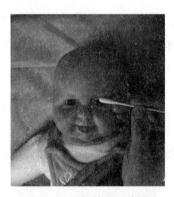

图9-3　眼部护理示意图

六、健康教育

操作前做好充足的准备，操作中注意观察新生儿的反应，操作完成后为新生儿取舒适体位，整理用物。

七、注意事项

1.操作前后必须严格执行手卫生。

2.不要乱放、乱扔沾有分泌物的棉球，避免造成再次污染。

<h1 align="center">第四节 脐部护理</h1>

一、概述

在新生儿断脐之后进行消毒等护理工作，防止细菌入侵引起炎症，进而引发其他病症。

二、目的

使脐部得到彻底清洁，避免病原微生物聚集，预防脐部感染。

三、适应证

1.新生儿出生断脐后，常规护理。
2.脐部感染，分泌物多。

四、禁忌证

无。

五、操作流程（9-4）

表9-4 脐部护理操作流程

操作前准备	环境准备	温度适宜（24～26℃），环境安全。
	新生儿准备	新生儿沐浴完成，包被包裹保暖。
	物品准备	医用棉签、75%乙醇、3%过氧化氢、2%碘伏。
	操作者准备	清洁双手。

操作步骤	首先对脐部进行观察，观察脐带有无红肿、出血、异常分泌物及气味。
	用2~3根棉签蘸取75%乙醇。
	注意使脐带根部达到最大化暴露。一只手轻轻提起脐带，暴露脐带根部，用一根棉签顺时针做环形消毒，再用第二根棉签做逆时针环形消毒。若脐带清洁干燥程度好，无发红和分泌物，保持脐部干燥即可。
	如果脐部有脓性分泌物或异味应及时就医，可用3%过氧化氢局部涂抹，待干后，再用2%碘伏环形消毒。

脐部护理示意图见图9-4。

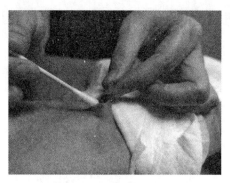

图9-4　脐部护理示意图

六、健康教育

确保环境温度适宜，动作熟练，避免新生儿受凉。每天观察新生儿脐带情况，观察脐部有无分泌物及异味。脐部有感染时反折纸尿裤，减少脐部与纸尿裤的摩擦。

七、注意事项

1.操作前后必须严格执行手卫生。

2.不要乱放、乱扔沾有分泌物的棉球，避免造成污染。

3.与脐带残端接触的衣物、纸尿裤等必须保持洁净、干燥，发现潮湿要及时更换。

第五节　新生儿体位管理

一、概述

根据新生儿的个体情况和行为提示进行个体化的体位评估和摆放，及时纠正不良体位，提供正确的体位支持，促进新生儿的生长发育及神经系统发育。

二、目的

实施适当的新生儿体位管理，可以让新生儿获得安全感，有利于良好的睡眠及神经系统发育，可防止胃食管反流及其所导致的呛奶。

三、适应证

新生儿基本体位支持及喂养后体位管理。

四、禁忌证

无。

五、操作流程（表9-5）

表9-5　新生儿体位管理操作流程

操作前准备	环境准备	温度、光线适宜，空气清新。
	操作者准备	清洁双手。
	物品准备	斜坡垫、大小毛巾。

操作步骤	基本体位支持	为新生儿肢体活动提供可触及的边界，可使用毛巾等卷成条形，围着新生儿摆放为"U"形，有效提供安全感。
		两侧肢体对称，手可以轻松地放于口旁，头和身体在同一轴线上。
	喂养后体位管理	照护者身体略后倾，将新生儿竖抱，使头偏向一侧靠在照护者肩上。一只手托住新生儿臀部，另一只手呈空心状从下往上轻轻拍打，可使新生儿胃内气体溢出。此过程不宜超过10分钟，以防止新生儿疲惫；也不可用力过大，防止胃内奶液漾动而吐奶。
		双角度体位（图9-5）：新生儿头高位枕于照护者左臂上，面向照护者，新生儿身体长轴与水平面的角度及新生儿左前斜位的角度均为45°~60°。喂养后可保持这种体位30~60分钟。
		餐后早期（喂养后30~60分钟），采取头高脚低斜坡左侧位，将上半身抬高20°~45°（可使用斜坡垫支撑），身体偏向左侧（背部使用毛巾卷等支撑），可有效减少胃食管反流的发生。

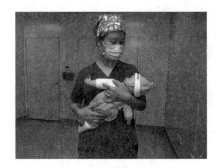

图9-5 双角度体位

六、健康教育

1. 操作前：评估新生儿个体情况及行为状态，告知家长体位管理的目的、好处及注意事项。

2. 操作中：动作轻柔，关注新生儿的行为表现，如有不适应及时调整。

3. 操作后：关注新生儿睡眠状况，有无奶汁反流，及时给予相应的处理。

七、注意事项

1. 新生儿颈部肌肉力量不足，不需要使用枕头。

2. 每2小时左右更换一次体位，可左右交替，避免长时间偏向一侧。

3. 新生儿易发生胃食管反流，适当的体位管理可有效避免呛奶的发生，喂养后早期的体位管理尤其重要。

第六节　喂口服药

一、概述

新生儿喂口服药指根据新生儿的治疗及检查需要，选择适当的给药工具，将口服药经口服下，以达到给药目的，保证给药安全的方法。

二、目的

给药是药物治疗的具体过程，其目的包括治疗疾病、预防疾病、协助诊断以及维持正常生理功能。口服给药经胃肠道黏膜吸收而产生药效。

三、适应证

可以通过口服药物达到药物治疗目的的新生儿。

四、禁忌证

严重口腔溃疡新生儿、严重唇腭裂新生儿等不能经口进食者。

五、操作流程（表9-6）

表9-6　喂口服药操作流程

操作前准备	环境准备	备药环境清洁、安静且有足够的照明。
	新生儿准备	新生儿安静清醒。采用双手抱法（手掌握住肩部，四指插在腋下，让头靠着手臂），操作者取坐位，让新生儿坐在腿上取半坐位。在新生儿颌下垫一小毛巾，轻微固定头部。
	物品准备	医嘱用药、喂药匙、量杯、滴管、小毛巾、水壶、研磨器等。
	操作者准备	1. 洗净双手，遵医嘱计算好用药量。如口服药为水剂，使用量杯准确量取后，滴管抽吸；如为片剂，使用研磨器研磨后溶于温水，使用量杯准确量取后放于喂药匙或滴管；如为油剂，可溶于少量温开水中一同送服。 2. 操作者按照不同工具，选择不同方法喂药。

操作步骤	1.服水剂药	小勺喂药（图9-6）	方法1（按下唇）： ①用小勺取好药液，轻压新生儿下唇让新生儿自然张开嘴。 ②使小勺内药液沿着嘴角慢慢流入新生儿口内。
			方法2（按颊部）： ①用小勺取好药液，用拇指和示指轻按新生儿两侧颊部，让新生儿自然张开嘴。 ②使小勺内药液，沿着嘴角慢慢流入新生儿口内，再放开拇指和示指。
		吸管喂药（图9-7）	①用吸管或注射器吸入药液。 ②将吸管口放入新生儿口腔颊黏膜与齿龈之间，将药慢慢滴入口内。
	2.服胶囊药（主要是维生素A、维生素D胶囊）		将胶囊一端剪开，直接沿着新生儿嘴角滴入口内；或用小勺取好药液，沿着新生儿嘴角慢慢流入口内。
	3.服粉剂药		①将药放入杯内，用温开水调成糊状。 ②用小勺取药放到新生儿舌下，让新生儿吸吮，如吞咽较慢，可再喂一勺水，帮助药液流入咽部。
	4.服片剂药		①将药片研成细粉状，将粉药放入杯内用温开水调匀。 ②用小勺取好药液，沿着新生儿嘴角慢慢流入口内或让新生儿吸吮。
操作后			喂药结束后，用小毛巾清洁嘴巴，把新生儿放回床上，给予左侧卧位。 操作者仔细观察新生儿有无呕吐情况，整理用物，洗净双手。

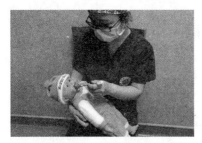

图9-6　小勺喂药

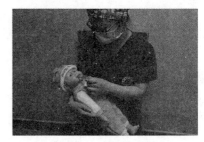

图9-7　吸管喂药

六、健康教育

1. 操作前：评估药物剂型、服用方法及服用时间，避免食物对药物的药效产生影响。

2. 操作中：观察服药过程反应，确保药物吞入后再进行下一步操作，注意防止呕吐，以免有效给药量减少。

3. 操作后：注意观察用药后有无发生反流，根据用药目的观察治疗效果。

七、注意事项

1. 严格掌握剂量，防止药物中毒。

2. 喂药前不要喂奶和水，防止呕吐。

3. 喂药后不要马上喂奶，以免反胃引起呕吐。

4. 在服药时及服药后，减少搬动新生儿，取头部略高的侧卧位，以防新生儿呕吐或溢出药液。如服药后出现呕吐，应立即吸出呕吐物，以免被误吸入肺内，继发肺部感染。

5. 枯草杆菌二连活菌颗粒（商品名：妈咪爱）等活菌用低于40℃的温开水溶解后喂入，不可与抗生素同时口服。

6. 特别注意：科学喂药，不可捏鼻子、掰开嘴强灌，更不能在新生儿熟睡、哭闹或挣扎时喂药，以免呛入气管发生危险。喂药需用温开水，不可用果汁、牛奶等替代。口服液、糖浆喂药前要摇匀，用后半小时尽量不喝水、奶等。

八、常见并发症及处理

喂口服药出现呕吐及呛咳时，应迅速将新生儿脸侧向一边，快速清理口鼻腔。密切观察呼吸状况和肤色。如哭声响亮、脸色红润，则表示无大碍；如声音变调微弱、吸气困难，应立即送医院。

第七节　抚触

一、概述

抚触是皮肤与皮肤接触的良性刺激，操作者按照一定的程序操作，可由接受相关培训的父母或医护人员进行。

二、目的

减轻机体的应激反应，增加睡眠时间，减少哭闹时间，促进血液循环，促进生长发育，降低黄疸的发生率，增强免疫功能，促进智力发育。

三、适应证

抚触最佳时间为两次喂奶之间，新生儿的情绪稳定，没有哭闹和身体不适。

四、禁忌证

不宜在刚刚喂奶后、睡觉时、生病状态或免疫接种后进行抚触。

五、操作流程（表9-7）

表9-7　抚触操作流程

操作前评估			新生儿身体情况与皮肤状况。
操作前准备	环境准备		调节室温到26~28℃，室内无对流风。选择一个柔软的平台或床作为操作台。
	物品准备		大浴巾、润肤油、干纸巾、湿纸巾、纸尿裤、干净衣裤。
	新生儿准备		最佳时间为两次喂奶之间，新生儿的情绪稳定，没有哭闹和身体不适，不宜在刚刚喂奶后、睡觉时进行。
操作步骤	1. 头面部抚触（图9-8）	前额抚触	①部位：双手拇指放于新生儿两眉中心，四指放在新生儿头的两侧。②开始点：拇指从新生儿眉心开始，向太阳穴方向进行"一"字形抚触。
		下颌抚触	①部位：双手拇指放于新生儿下颌中心，四指放在新生儿脸颊的两侧。②开始点：拇指从新生儿下颌中心开始向耳朵方向抚触到耳尖。
		头部抚触	①手法：双手交替进行。②开始点：双手指腹从新生儿前发际开始，滑向脑后，到耳后停止。
	2. 胸部抚触（图9-9）		脱去衣服，避开乳头。①抚触左胸部：用右手四指由新生儿左肋缘向上通过胸部，向对侧肩膀滑动抚触。②抚触右胸部：用左手四指由新生儿右肋缘向上通过胸部，向对侧肩膀滑动抚触，像在胸部画个叉。
	3. 腹部抚触（图9-10）		①脱去纸尿裤，避开脐部。②手法：从新生儿右下腹到左下腹，用双手指腹顺时针轮流抚触。
	4. 上肢抚触（图9-11）		①挤捏胳膊：用双手轮流交替从新生儿上臂到手腕部挤捏抚触。②抚触手心：双手四指放于新生儿手背，拇指放于新生儿手心，由下向上轮流抚触新生儿手心。③抚触手背：放在新生儿手背的四指轮流抚触手背。④抚触指尖：用拇指、示指、中指从新生儿手指根部抚触到指尖。⑤揉搓胳膊：用双手捏着新生儿手臂由上而下揉搓胳膊到手腕。⑥用同样方法抚触新生儿另一只手。
	5. 下肢抚触（图9-12）		①挤捏大腿（图9-12）：用双手轮流交替从新生儿大腿根部到踝部挤捏抚触。②抚触脚心：双手四指于放新生儿脚面，拇指放于新生儿脚心，由下向上轮流抚触新生儿脚心。③抚触脚背：放在新生儿脚背的四指轮流抚触新生儿脚背。④抚触脚趾：用拇指、示指、中指从新生儿脚趾根部抚触到趾尖。⑤揉搓大腿：用双手捏着新生儿大腿由上而下揉搓大腿到踝部。⑥同样方法抚触新生儿另一只腿。

续表9-7

操作步骤	6.背部抚触（图9-13）	①新生儿翻身：一只手手掌托住新生儿枕部，另一只手放于新生儿胸前，将新生儿翻过来，趴好头偏向一边。 ②抚触背部：以脊柱为中线，双手平放在新生儿背部，从颈部开始由内向外抚触到臀部。 ③抚触上下：顺新生儿脊柱纵行，双手交替上下抚触（顺序：枕部→颈部→背部→臀部）。 ④抚触臀部：用双手揉搓抚触新生儿臀部，再将新生儿翻过身来。
操作后		①操作完毕，给新生儿穿好纸尿裤和衣裤。 ②放好新生儿，盖好包被。 ③使用过的物品清洁整理后物归原位。 ④操作者洗净双手。
注意		一般在10~15分钟内完成，动作可重复4~6次。

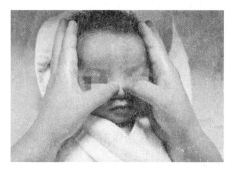

图9-8 头面部抚触

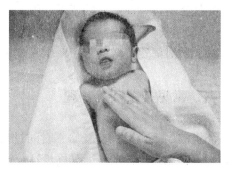

图9-9 胸部抚触

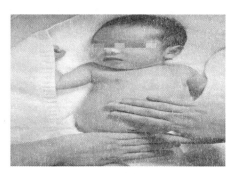

图9-10 腹部抚触

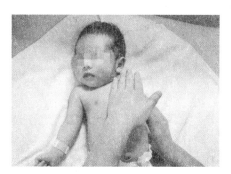

图9-11 上肢抚触

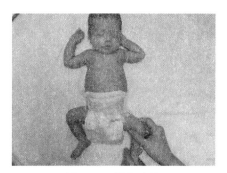

图9-12 挤捏大腿

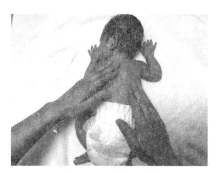

图9-13 背部抚触

六、健康教育

1. 操作前：评估新生儿个体情况及行为状态，告知家长抚触的目的、好处及注意事项。

2. 操作中：告知抚触时力度轻柔，如新生儿哭闹不愿继续，应立即停止。如发现身体不适，及时暂停抚触。

3. 操作后：及时帮新生儿穿好衣物，注意保暖，观察抚触适应情况。

七、注意事项

1. 抚触时可播放柔和的背景音乐，注意与新生儿的表情和语言交流。

2. 操作步骤可以根据个体情况调整顺序，以增加新生儿的适应性。

3. 抚触时间逐步增加，让新生儿爱上抚触。

八、常见并发症及处理

环境温度不合适，皮肤暴露时间过长造成新生儿受凉。应当做好评估，准备好环境及用物，根据新生儿个体情况逐步延长操作时间，以使其适应。

（肖义维　史晓庆　何敏　王彤）

第十章

儿童保健

第一节　体格生长监测

一、概述

体格生长监测是对婴幼儿身体发育情况进行定期观察和记录的过程。这种监测可以提供有关婴幼儿健康和生长发育的重要信息。

二、目的

评估婴幼儿的身体发育情况，以确定其健康和正常生长，并为早期干预和治疗提供依据，以促进婴幼儿的全面健康和福祉。

三、适应证

无躯体损伤的非疾病期婴幼儿。家庭测量时，以婴幼儿沐浴后立即测量较为适宜。

四、禁忌证

无绝对禁忌证。出现处于疾病期的婴幼儿因治疗需求不能或不宜保持测量所需体位、婴幼儿身体不适拒绝测量等情况时，考虑暂缓测量。

五、监测流程（表10-1）

表10-1　体格生长监测流程

操作前准备	环境准备	温度适宜，空气清新，播放轻松舒适的背景音乐。
	操作者准备	去除衣物、手上尖硬的物品，洗手，保持手部温暖。提前告知婴幼儿要进行体格测量。
	物品准备	测量床、软尺、婴幼儿喜欢的玩具。将婴幼儿即将穿的单衣称重后记录。
	婴幼儿准备	婴幼儿沐浴结束，情绪良好，排空大小便，暂不进食，穿着已称重的单衣。
操作步骤	测量体重（图10-1）	将测量床摆放平稳，去除遮挡物和接触物，将体重计归零。
		将婴幼儿以平卧位放于测量床上，避免摇晃。
		等测量数值平稳后读数。
		将婴幼儿抱离测量床，待读数归零后，再按以上方法测量一次。
		取两次测量的平均值，减去衣物重量，即为婴幼儿体重。
	测量身长（图10-2）	婴儿期采用卧式身长测量法。
		婴儿仰卧于测量床上，头顶接触顶板，两耳在同一水平，躯干伸直，左手握住婴儿双膝使腿伸直，右手移动足板使之紧贴婴儿双足底，足板面与测量床底板成直角，足板两侧的刻度数一致，读数精确到0.1cm。
	测量头围（图10-3）	婴儿可呈仰卧位或坐位进行测量。
		测量者位于婴幼儿右侧，左手将软尺始端（0点）固定于婴幼儿右侧眉弓上缘，右手将软尺紧贴头皮，绕枕骨结节最高点及另一侧眉弓上缘回至0点，读数精确到0.1cm。
	记录测量数值	在婴幼儿成长手册上的婴幼儿相应年龄页面填写测量日期和测量值。
		如果使用生长曲线图，将婴幼儿年龄对应主数值处画上体重或身长的数值标记点，并与前一次测量结果相连。
操作结束		及时将婴幼儿抱离测量床，穿好衣物，避免着凉。

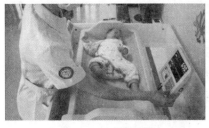
图10-1　测量体重

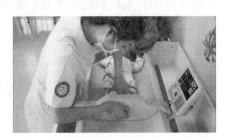
图10-2　测量身长

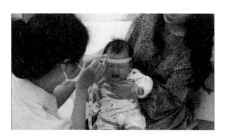

图10-3 测量头围

六、生长曲线图的解读和意义

1. 曲线轨迹正常：曲线向上，与生长监测图曲线走向一致，说明婴幼儿发育轨迹与一般婴幼儿一致。

2. 曲线明显上扬：曲线向上偏离正常发育轨迹，提示婴幼儿体重增长过快，监测婴幼儿是否为肥胖或有肥胖趋势。

3. 曲线偏低：曲线向下偏离正常发育轨迹，两次体检体重增加值达不到正常婴幼儿水平，应引起重视。

4. 曲线平坦：体重曲线与横坐标平行，提示两次体检体重没有增加。

5. 曲线下斜：第二次体重测量值低于前次，体重曲线下斜，说明体重减轻。

七、注意事项

1. 为婴幼儿测量时，若婴幼儿表示不愿意或哭闹，可先暂停操作。

2. 根据不同的季节和婴幼儿单衣的厚薄程度，建议调节室温在26～28℃。

3. 在婴幼儿进食前操作。

第二节 监测神经行为发育

儿童发育监测和筛查是早期识别儿童发育迟缓和障碍的有效途径。家长定期配合医护人员对儿童进行标准化的筛查，可以提高早期发育障碍的识别率，以便给予诊断性发育评估和医学诊断评估，有利于病因诊断、早期干预、治疗和预后的判断。同时，照护者在家庭中也可开展日常监测。

照护者熟悉婴儿神经行为发育进程，是进行婴儿神经行为发育水平日常监测的基础。婴儿神经行为发育进程见表10-2。

表10-2 婴儿神经行为发育进程

月龄	大运动及精细动作	语言及认知发展	社会交往
0~1个月	出生几天后就能俯卧抬头，面部转向一侧；伸手放入口中；捏握拳头。	发出细小的声音而不是哭；眼睛可随光而移动；对咸、甜、苦味和母亲的体味有反应，喜欢看人脸。	喜欢被抱起来和人说笑，用微笑、伸舌或其他表情表示欢迎、讨厌、拒绝。
2~3个月	头能竖直，趴着时头部抬离床面数秒并逐渐延长；仰卧位变为侧卧位；握紧短棍。	发出"a、o、e"等元音，开始咿呀学语，与父母"谈话"；注意周围熟悉的面孔和物体；眼睛随铃声移动。	逗引有反应；开始微笑，乐于和熟悉的面孔交流。
4个月	俯卧时可抬起前半身，仰卧时能自己翻身，手能抓握玩具，摇动并注视拨浪鼓，喜欢玩自己的手。	自主发音明显增多；对周围的物品感兴趣，吃奶时会分心。	向母亲要抱抱和大声笑，眼睛跟踪走动的人。
5个月	能比较熟练地从仰卧位翻到侧卧位；独坐时身体前倾，可以背靠着片刻；喜欢趴着时抬头挺胸环顾四周；喜欢手摸、摇晃、拍打东西。	能听懂表扬和责备的话，对人或物发声，能发出喃喃的单音节，会玩藏猫猫，喜欢望着镜中的人笑。	认人，能认识母亲，能认出母亲的声音，会表示很高兴并发出声音。
6个月	能独坐片刻；有爬的欲望；大人扶着站立时有跳的动作；会用双手同时握东西，如握住两块积木；会撕纸；能摇发出响声的玩具，抓悬挂的玩具；玩具能从一只手递到另一只手；会扔、摔东西。	叫名字转头；能无意地发出"ba""ma"等声音；会发出不同的声音表示不同反应；会用身体动作表示要到外面玩；喜欢到室外玩；用手摩掌，探摸桌面。	伸臂要求抱；开始能理解成人对他说话的态度；要东西拿不到就哭；对陌生人表示出惊奇、不快，把头转向亲人。
7~8个月	坐得较稳；开始用上肢和腹部匍匐而行，爬时上下肢不协调，以后学会用手臂和膝协调向前爬行；能拉物站起；手的动作更加灵活，拇指能和其他四指分开对捏；能有目的地玩玩具。	能发出"baba、mama、dada"等单音节词；开始懂得语意，认识物体，如灯、书、笔等；对周围事物的兴趣提高，能注视周围更多的人和物体，会把注意力集中到感兴趣的人或玩具，并采取相应的活动；喜欢看天上的小鸟、街上的汽车；会找藏起来的东西；拿在手里的钥匙掉地上后知道去寻找；有初步的模仿能力，部分婴儿能模仿成人摇手表示再见。	能区别熟人和陌生人；能辨别成人的不同态度、表情、声音，并做出不同的反应。
9~10个月	坐得稳，爬得好，能扶着站立、扶着栏杆迈步；手的活动更加灵巧，会用拇指和示指捏取小东西，会将手指放进小孔中，把玩具放入容器，能从抽屉或箱中取玩具。	懂得一些词意，建立一些言语和动作的联系；懂得"不"的含义；看镜子里的自我形象，认识到自己的存在，会探索周围的环境，观察物体的不同形状和构造。	交往能力增强，会拍手表示"欢迎"，摇手表示"再见"。

续表10-2

月龄	大运动及精细动作	语言及认知发展	社会交往
11～12个月	能扶着栏杆站起来，很多婴儿会独站；会扶着栏杆迈步；成人拉住其一只手时可走路；手能翻书或摆弄玩具及实物，并能用手握笔涂涂点点；用手将盖子盖上或打开。	会用手势表示不需要；能听懂较多的话；有时口内说些莫名其妙的话；有些婴儿能有意识地叫爸爸、妈妈等；会指认室内的很多东西，会指认自己的五官；会听成人的话拿东西，如拿娃娃；仔细观察所见的人、动物和车辆，模仿成人做家务，随音乐或歌谣做动作。	能熟练地用摆手表示"再见"，拍手表示"欢迎"；自我意识萌芽，有时不同意成人的意见，说"不"。

可对照儿童年龄，使用"0～3岁儿童心理行为发育问题预警征象筛查表"（表10-3）逐项对比儿童的行为能力。参照"0～3岁儿童心理行为发育问题预警征象家庭检查方法"（表10-4），对比婴儿日常生活中的行为能力，若出现一项阳性，建议及时就医，进一步评估儿童发育水平。

表10-3 0～3岁儿童心理行为发育问题预警征象筛查表

年龄	预警征象		年龄	预警征象	
3个月	·对很大声音没有反应 ·不注视人脸，不追视移动的人或物品 ·逗引时不发声或不会笑 ·俯卧时不会抬头	☐ ☐ ☐ ☐	18个月	·不会有意识地叫"爸爸"或"妈妈" ·不会按要求指人或物 ·不会独走 ·与人无目光对视	☐ ☐ ☐ ☐
6个月	·发声少，不会笑出声 ·紧握拳不松开 ·不会伸手及抓物 ·不能扶坐	☐ ☐ ☐ ☐	2岁	·不会说3个物品的名称 ·不会扶栏上楼梯/台阶 ·不会按吩咐做简单的事 ·不会用匙吃饭	☐ ☐ ☐ ☐
8个月	·听到声音无应答 ·不会区分熟人和陌生人 ·不会双手传递玩具 ·不会独坐	☐ ☐ ☐ ☐	2岁半	·兴趣单一、刻板 ·不会说2～3个字的短语 ·不会示意大小便 ·不会跑	☐ ☐ ☐ ☐
12个月	·呼唤名字无反应 ·不会模仿"再见"或"欢迎"的动作 ·不会用拇指和示指对捏小物品 ·不会扶物站立	☐ ☐ ☐ ☐	3岁	·不会说自己的名字 ·不会双脚跳 ·不会模仿画圆 ·不能与其他儿童交流、玩假想游戏	☐ ☐ ☐ ☐

表10-4 0~3岁儿童心理行为发育问题预警征象家庭检查方法

儿童年龄	预警征象	检查方法	结果判断
3个月	对很大声音没有反应。	婴儿平躺于床上，使用摇铃等带响声的玩具，在婴儿左右两侧耳旁摇动，观察婴儿反应。	婴儿没有身体动作，如皱眉、眨眼，或活动停止、哭泣等表现，为不通过。
	不注视人脸，不追视移动的人或物品。	婴儿平躺于床上，照护者与婴儿面对面，相距20~30cm，与婴儿说话，左右移动头部逗引婴儿。	婴儿不会注视人脸，或在婴儿面前走动或缓慢移动物品时，婴儿不会追随人和物体，为不通过。
	逗引时不发声或不会笑。	婴儿平躺于床上，照护者与婴儿面对面说话、逗引婴儿。但避免接触其面部。	婴儿不会以微笑或发声回应，为不通过。
	俯卧时不会抬头。	婴儿俯卧于床上，观察其头部、下巴抬起的情况。	婴儿头部、下巴不能抬离床面一会儿，为不通过。
6个月	发声少，不会笑出声。	面对面逗引婴儿，结合日常婴儿发出声音的情况综合观察。	婴儿不会发声或逗引时不会笑出声，为不通过。
	紧握拳不松开。	观察婴儿清醒时手的动作、状态。	婴儿手经常是紧握拳或不松开的状态，为不通过。
	不会伸手及抓物。	逗引婴儿伸手抓面前的物品或玩具。	婴儿不会伸手抓物，为不通过。
	不能扶坐。	将婴儿放在床上，扶着或背部靠住物体时，观察其坐的姿势。	婴儿不能坐一会儿，为不通过。
8个月	听到声音无应答。	在婴儿耳后或附近拍手或摇铃，观察婴儿反应。	不会将头转向声源侧，为不通过。
	不会区分熟人和陌生人。	当母亲抱着婴儿时，让陌生人尝试伸手抱婴儿或逗引，观察婴儿的反应。	婴儿对陌生人没有任何认生的表情，如躲避、不高兴或惊奇等，为不通过。
	不会双手传递玩具。	婴儿取坐位，给婴儿一个积木，观察其玩积木的动作。也可在日常生活中注意观察传递其他物品的细节。	婴儿不会将积木从一只手换到另一只手里，为不通过。
	不会独坐。	观察婴儿在安全的环境下，没有辅助呈坐位的情况。	在没有支撑的情况下，如果婴儿不能独坐，为不通过。

儿童年龄	预警征象	检查方法	结果判断
12个月	呼唤名字无反应。	在婴儿一侧或背后呼唤其名字，观察婴儿的反应。	婴儿不会转头找人或声音，为不通过。
	不会模仿"再见"或"欢迎"的动作。	母亲和婴儿面对面，边做"欢迎"的动作，边说"欢迎"。带婴儿出门时，一边说"再见"，一边引导婴儿挥手做"再见"的动作，观察婴儿是否能模仿。	婴儿不会模仿"欢迎"和"再见"的动作，为不通过。
	不会用拇指和示指对捏小物品。	给婴儿小物品（如葡萄干），放于便于拿取的桌面上，观察其用拇指和示指对捏。	婴儿不能用拇指和示指对捏起葡萄干大小的物品，为不通过。
	不会扶物站立。	生活中婴儿有无扶着桌、椅等物品边缘站立的情形。	婴儿不能扶着物品（桌边）自己站立，为不通过。
18个月	不会有意识地叫"爸爸"或"妈妈"。	观察幼儿在生活中能不能正确地称呼家里熟悉的人；也可尝试指着家里熟悉的人问幼儿："这是谁呀？"如指着妈妈问幼儿："这是谁呀？"判断回答情况。	幼儿见到爸爸（妈妈、爷爷、奶奶）时，不会有意识地正确称呼，为不通过。
	不会按要求指人或物。	如问幼儿："球在哪儿呀？"观察幼儿会不会伸手指球。	幼儿不会按成人的要求正确指出家中熟悉的人或物品，为不通过。
	不会独走。	父母分别在室内两端，逗引幼儿从一人走向另一人。	幼儿还不能独立行走，为不通过。
	与人无目光对视。	生活中，成人与幼儿玩耍或交流时，留意幼儿与成人目光交流的情况。	若大部分时间幼儿都无目光交流或回避目光接触，为不通过。
2岁	不能说3个物品名称。	大人指着室内常见的物品或玩具，询问幼儿："这是什么？"留意幼儿的回答。	幼儿不会说3个家中熟悉物品的名称，如"球""杯子"等，为不通过。
	不会扶栏上楼梯/台阶。	观察幼儿上楼梯的情况。	幼儿扶着楼梯或墙仍不能上楼梯，为不通过。
	不会按吩咐做简单的事。	尝试吩咐幼儿做事情，如母亲说"把车子给妈妈"，观察幼儿能否按要求完成。	不能按照家人的要求做简单的事情，如"拿东西""找东西"等，为不通过。
	不会用匙吃饭。	进餐时，给幼儿碗和勺，观察幼儿能否自行拿勺盛起食物准确喂到嘴里。	幼儿不会自己拿小勺吃饭，为不通过。

儿童年龄	预警征象	检查方法	结果判断
2岁半	兴趣单一、刻板。	观察幼儿在无干预的环境下，自主玩玩具，如"车""积木"等。	幼儿总是以固定的方式、长时间玩耍某一两种玩具，或玩法单一，如只转着玩汽车的轮子等，为不通过。
	不会说2～3个字的短语。	观察幼儿生活中的语言表达情况，如有没有针对当下动作、环境、物品等的短语，如"宝宝喝水""买糖糖""喝奶""穿鞋"等。	幼儿不会说任何短语，如"喝水""吃饭饭""妈妈抱"等，为不通过。
	不会示意大小便。	留意在白天无干预时，幼儿想大小便时怎么表达。	幼儿在白天清醒状态不会用语言或姿势表达想要大小便，为不通过。
	不会跑。	观察幼儿在室内外是否有协调的跑步动作。	幼儿不会跑动，为不通过。
3岁	不会说自己的名字。	问幼儿："你叫什么名字呀？"观察幼儿能不能正确回答。	当问幼儿的名字时，幼儿不能正确说出自己的名字或小名，为不通过。
	不会双脚跳。	让幼儿模仿大人双脚同时跳起。	幼儿不能双脚同时离地跳起，为不通过。
	不会模仿画圆。	给幼儿纸和笔，让其模仿大人画圆形。	幼儿不会模仿大人用笔画圆，为不通过。
	不能与其他儿童交流、玩假想游戏。	观察幼儿在生活中与其他儿童共同玩耍时的情况，有无"给娃娃喂饭""手放耳边打电话""拿竿模仿骑马"等假想游戏。	在生活中从未见过幼儿玩假想游戏，为不通过。

四、注意事项

1. 当发现儿童神经行为发育可能出现偏离时，请及时到正规医院就诊。

2. 定期前往医疗机构进行体格发育检查有利于科学、连续地监测儿童生长发育的过程。

第三节　促进视听觉发育

一、目的

促进认知能力和注意力的发展，培养愉快的情绪，增进母婴之间的情感。

二、视觉游戏操作流程（表10-5）

表10-5 视觉游戏操作流程

操作前准备	环境准备	环境安全，温度适宜，空气清新，避免过多声音、人员等干扰。
	个人准备	去除衣物、手上尖硬的物品，洗手，保持手部温暖。提前告知婴儿要开始玩游戏了。
	物品准备	根据年龄配备婴儿视觉卡、色彩鲜艳的带响玩具、红球、带细绳的玩具、卡片、图书等。
	婴儿准备	婴儿觉醒状态，情绪良好，在两餐之间。
操作方法	1个月	将色彩鲜艳的带响声玩具放在距离婴儿眼睛前方25cm处，摇动玩具并缓慢移动，吸引婴儿的视线随着玩具和响声移动。也可以一边喊婴儿名字，一边移动照护者的脸，让婴儿注视照护者的脸并随之移动。
	2个月	照护者将红球或其他色彩鲜艳的玩具拿到婴儿面前，待引起婴儿注视后缓慢移动物体，吸引婴儿的眼睛跟着物体移动，提高其注意力。
	3个月	婴儿取仰卧位，照护者用红球在婴儿眼前缓慢地左右来回移动，吸引婴儿追视红球。
	4个月	婴儿取仰卧位，用细绳在婴儿眼前系一晃动的玩具，锻炼婴儿的视觉和拿取物体的能力。
	5个月	让带响的玩具从婴儿的眼前落地，发出声音，观察婴儿是否用眼睛追随这个玩具，并伸头转身寻找。如果婴儿能随声音追寻玩具，就将玩具捡起给婴儿，以示鼓励。
	6个月	经常给婴儿看一些形象逼真的玩具和图片，并告诉婴儿图片的名称，逗引婴儿，用眼睛去寻找、用手去指，反复练习可促进婴儿的听觉、视觉和动作协调发展。照护者还可以拿着玩具和婴儿玩藏猫猫游戏。

三、促进听觉发育方法（表10-6）

表10-6 促进听觉发育方法

操作前准备	环境准备	环境安全，温度适宜，空气清新，避免过多声音、人员等干扰。
	个人准备	去除衣物、手上尖硬的物品，洗手，保持手部温暖。提前告知婴儿要开始玩游戏了。
	物品准备	播放音频的设备或自然环境中的声音。
	婴儿准备	婴儿觉醒状态，情绪良好，在两餐之间。

操作步骤	感受生活中的声音	播放生活中的自然声音，如风声、雨声、正常交谈的说话声、汽车声、流水声、开门声等，这些自然环境的正常分贝的声音对促进婴儿的听力发育是非常有益的。
	适宜的听力训练	婴儿早期，在抱婴儿时，尽量让婴儿靠近母亲的心脏，可以感受母亲的心跳声。
		听不同音质和音调的玩具的声音、乐器的声音，刺激婴儿的听觉神经，促进听力发育。
		用不同的语言、音调同婴儿轻声说话。
		哼唱或播放好听的、舒缓的、优美的旋律。
		让婴儿分辨不同物品发出的声音，如铃铛、喇叭、风铃、拨浪鼓等不同质地的玩具。
		引导婴儿逐步分辨熟悉的人的声音、陌生的声音、不同性别的声音。
		分辨和模仿生活中的声音、动物的声音。

四、注意事项

1. 婴幼儿感知觉的发展不能仅靠单一促进，丰富的生活环境刺激有利于促进婴幼儿全面发展。

2. 在婴幼儿生长发育过程中，注意听觉的保护。需注意以下几个方面。

（1）积极预防疾病：针对麻疹、流行性脑脊髓膜炎、流行性乙型脑炎等疾病，最主要也是最有效的预防措施是按照计划免疫程序接种疫苗。同时，适当增加体育锻炼，提高机体免疫力。

（2）不滥用药物，避免使用耳毒性药物。

（3）避免噪声过度刺激：婴幼儿的听觉器官发育不完善，外耳道短而窄，耳膜薄，不能耐受过强的声音刺激。

（4）不随意挖耳朵：婴幼儿耳道多呈扁平缝隙状，皮肤娇嫩，掏挖耳朵可能导致弄伤皮肤甚至感染，影响听力。但是，耳屎过多也不好，若发现有较大耳屎阻塞耳道或外耳道有液体流出等情况，请及时就医。

3. 选择与婴幼儿发育水平相当的游戏。

五、常见问题解答

（一）可以给婴儿看视觉卡吗？

视觉卡可以刺激婴儿的视力，促进大脑的发育。通常视觉卡分为黑白卡和彩色卡。0～3个月的婴儿以看黑白卡为主，4个月后可以使用彩色卡。可以选择在每天相对固定的时间看视觉卡，每次以不超过10张为宜。同时，要注意卡片与眼睛的距离。

（二）婴儿"对眼"怎么办?

婴儿的眼球及眼周肌肉发育尚未成熟，缺乏用双眼注视物体的能力，会出现暂时性的双眼向内斜视。平时不要把吸引婴儿的东西放得过近或过偏，或一直放在一个固定位置。建议玩具放置在距婴儿40～70cm处，可以平行放置多个玩具，避免婴儿只盯一个地方看，避免婴儿盯着灯看。同时，需要按要求常规进行眼发育情况的检查。

（三）如何发现婴儿视力异常?

2岁前是视觉发育的关键期，早期定期进行眼视觉发育情况的检查，有利于及早发现异常、及早治疗。如果出现以下情况，提示婴儿视力存在异常，需及时就诊：出生1周后对强光刺激无反应、2～3个月无防御性瞬目（闭眼）、3～4个月不能随眼前移动的较大物体移动眼球或头部、对周围目标不盯着看、神情淡漠。

（四）如何早期发现听力问题?

听力问题的早期表现：3个月内，总对较大声音（如大声说话的声音）没有反应；4～7个月，不会主动寻找声源；1岁，对自己的名字或其他感兴趣的词无反应，如"来""抱抱"等；2岁，不会按照语言指认熟悉的物品、人或五官，还不会表达有意义的词语。出现上述情况，应高度怀疑听力障碍，需及时就诊。3岁以下儿童自出生起，每半年应进行一次听力检查。

第四节　婴儿喂养指导

婴儿喂养的方式有纯母乳喂养、部分母乳喂养（混合喂养）及人工喂养三种。

1. 纯母乳喂养：出生后6个月内完全以母乳满足婴儿的全部液体、能量和营养需要的喂养方式，可能例外地使用少量营养素补充剂，如维生素D等。

2. 部分母乳喂养（混合喂养）：母乳不足或不能按时喂养，继续坚持用母乳喂养的同时，用配方奶或动物乳等母乳代用品喂养婴儿，以补充母乳的不足。

3. 人工喂养：各种原因不能用母乳喂养婴儿，以配方奶或动物乳等母乳代用品完全替代母乳喂养的方法。

母乳的优点详见前面章节内容。

6个月内喂养方式为纯母乳喂养的婴儿，按照婴儿的需求来供给，没有相对固定的量。对于用配方奶喂养的婴儿，按照每天每公斤体重100～120mL来提供。每个婴儿的胃容量不完全相同，有的婴儿可能需求多些，有的可能需求少些。家长需要根据婴儿体重增长的情况、喂奶后能维持的时间以及婴儿大便的情况来调整，不能一概而论，完全按照这个公式来计算也是不对的。

母乳喂养成功的因素：①树立信心，家人支持。②哺乳方式正确，如摇篮式、交叉式、侧躺式、橄榄球式。③哺乳姿势正确。④婴儿乳头含接方式正确。⑤开奶及时，喂养频率及喂养时长合适。

母乳喂养操作流程见前面章节内容。

第五节　婴儿期辅食添加

一、定义

婴儿辅食指除母乳和配方奶以外，其他各种性状的食物。

二、目的

1. 补充乳类的不足。
2. 增加营养以促进生长发育。
3. 改变食物的形状，为断奶做好生理及心理准备。

三、重要性

1. 满足婴儿不断增长的营养需求。随着月龄增长到6个月，母乳所提供的营养（包括能量、蛋白质、维生素A、铁和其他微量营养素）已不能完全满足婴儿生长发育的需要，需要及时添加辅食，以满足一些必须营养素的补充需求。

2. 促进进食及消化能力的发育。适时添加辅食，使婴儿逐渐适应不同的食物，在进食时促进味觉、触觉、嗅觉、视觉等本体觉的发育，促进手眼协调能力的提高。

3. 锻炼咀嚼、吞咽能力，促进牙齿的发育。

4. 各种不同的食物在婴儿胃肠道消化排空的时间不尽相同，添加辅食能促进消化功能的提高。

5. 在对该食物不过敏的情况下，适时添加多样化的食物，培养良好的饮食习惯，避免挑食、偏食等情况的发生，并且帮助婴儿顺利实现从哺乳到家常饮食的过渡。

6. 促进婴儿心理行为发育，从被动进食逐渐过渡到自主进食。

7. 婴儿能够独坐以后，与家人同桌吃饭等有利于亲子关系的建立及婴儿独立自主能力的提高。

四、添加时机

1. 适宜年龄：对于大多数婴儿而言，满6个月是开始添加辅食的适宜年龄。

2. 当婴儿出现下列三种情况时，可以提前添加辅食，但不应早于4个月，不应晚于6个月，早产儿依据纠正年龄添加。

（1）母乳已经不能满足婴儿的需求，婴儿体重增加不理想。

（2）婴儿有进食欲望，看见食物会张嘴期待。

（3）婴儿口咽已经具备安全地接受、吞咽辅食的能力。

（4）婴儿基本能够斜靠坐，能向左、右自如地转头。

五、添加原则

由少到多、由稀到稠、由细到粗、由软到硬、由一种到多种，1岁以内无盐饮食、宜少油，按需喂养、积极喂养。

六、添加流程（表10-7）

表10-7　婴儿辅食添加流程（以6个月刚开始添加米糊为例）

操作前准备	环境准备	环境安静、整洁、光线柔和；温度适宜，26～28℃；相对湿度适宜，50%～60%。
	个人准备	修剪指甲，清洁双手。
	物品准备	米粉、餐具、60℃左右温水/配方奶/人乳。
操作步骤		取适量的米粉放入餐具中。
		取60℃左右的适量温水/配方奶/人乳倒入餐具中。
		静置30秒后顺时针搅拌均匀即可。
		对于刚开始接触米糊的宝宝，浓稠程度以能从汤勺上流下来为宜，后续再根据婴儿的进食情况调整。
进食后处理		清洁宝宝手、口等部位。
		用品归位，清理、收纳餐具并定期消毒。

婴儿辅食示意图见图10-4。

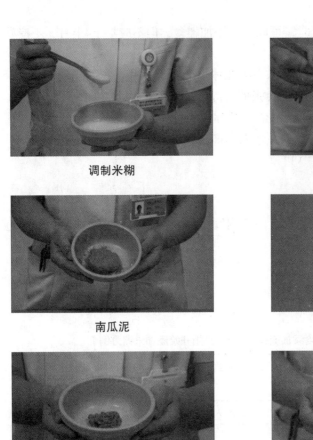

调制米糊

制作果泥

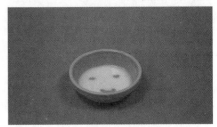

南瓜泥

笑脸糊状食物

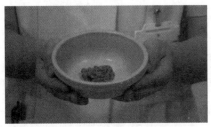

颗粒状蔬菜

颗粒状瘦肉

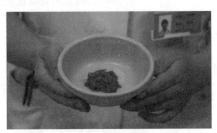

条状南瓜

小兔子米饭

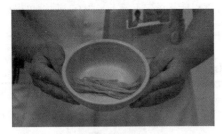

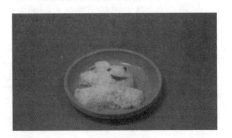

图10-4　婴儿辅食示意图

七、注意事项

1. 保证乳类摄入：辅食添加初期以乳类摄入为主、辅食摄入为辅，引入食物不影响总奶量。

2. 辅食种类：初期添加的辅食，应是容易吞咽和消化、不容易导致过敏的食物。强化铁的谷类食物，如强化铁的米粉等；蔬菜类，如白萝卜、胡萝卜、南瓜、西红柿、菠菜等均是常见的选择，一般建议从根茎类蔬菜开始尝试；水果类，常见的有苹果、香蕉等，逐步过渡到肉类食物。

3. 食物质地：辅食添加初期，避免过稀或过稠。

4. 喂养方法：喂养时用勺子将食物送在婴儿舌体的前端，让婴儿自己通过口腔运动把食物移动到口腔后部吞咽；避免把食物直接送到舌体后端，否则容易造成卡噎或引起恶心、呕吐。

5. 餐次食量：由一勺辅食逐步添加，自然形成一餐辅食代替一顿奶。例如：开始1天1次，每次1～2勺米糊或蔬菜泥、水果泥。每次只添加一种，注意观察婴儿添加辅食后的反应。观察3～5天无不良反应后再添加另一种辅食。随时间推移，逐渐增加到每天2～3餐。

第六节　预防接种常见问题解答

一、预防接种的定义

预防接种是指通过给人体注射疫苗，引发免疫系统产生抗体或细胞免疫反应，从而预防特定传染病的方法。

二、预防接种的目的

预防接种旨在激活免疫系统，使身体能够识别和对抗感染的病原体，以降低传染病的发病率、传播和严重程度。这是保障儿童健康最有效、最经济、最便捷的手段。

三、疫苗分类

疫苗可以分为免疫规划疫苗和非免疫规划疫苗。免疫规划疫苗由政府提供，受种者免费接种；非免疫规划疫苗是居民自愿接种的其他疫苗，需个人付费。这两类分类是相对而言，并不是固定的，随着经济水平的提高，部分非免疫规划疫苗也可能被纳入免疫规划疫苗范围。

此外，疫苗还可分为单苗和联苗。单苗只能预防一种特定疾病或该疾病病原体的某些血清型，联苗则可同时预防多种不同的疾病或同一疾病多种病原体血清型。

四、免疫程序（表10-8）

表10-8　国家免疫规划疫苗儿童免疫程序表（2021年版）

可预防疾病	疫苗种类	接种途径	剂量	英文缩写	接种年龄														
					出生时	1个月	2个月	3个月	4个月	5个月	6个月	8个月	9个月	18个月	2岁	3岁	4岁	5岁	6岁
乙型病毒性肝炎	乙肝疫苗	肌内注射	10μg或20μg	HepB	1	2					3								
结核病[1]	卡介苗	皮内注射	0.1mL	BGC	1														
脊髓灰质炎	脊灰灭活疫苗	肌内注射	0.5mL	IPV			1	2											
	脊灰减毒活疫苗	口服	1粒或2滴	bOPV					3								4		
百日咳、白喉、破伤风	百白破疫苗	肌内注射	0.5mL	DTaP				1	2	3				4					
	白破疫苗	肌内注射	0.5mL	DT															5
麻疹、风疹、流行性腮腺炎	麻腮风疫苗	皮下注射	0.5mL	MMR								1		2					
流行性乙型脑炎[2]	乙脑减毒活疫苗	皮下注射	0.5mL	JE-L								1			2				
	乙脑灭活疫苗	肌内注射	0.5mL	JE-I								1、2			3				4
流行性脑脊髓膜炎	A群流脑多糖疫苗	皮下注射	0.5mL	MPSV-A							1		2						
	A群C群流脑多糖疫苗	皮下注射	0.5mL	MPSV-AC												3			4
甲型病毒性肝炎[3]	甲肝减毒活疫苗	皮下注射	0.5mL或1.0mL	HepA-L										1					
	甲肝灭活疫苗	肌内注射	0.5mL	HepA-I										1	2				

注：1. 主要指结核性脑膜炎、粟粒性肺结核等。

2. 选择乙脑减毒活疫苗接种时，采用两剂次接种程度。选择乙脑灭活疫苗接种时，采用四剂次接种程序；乙脑灭活疫苗第1、2剂间隔7～10天。

3. 选择甲肝减毒活疫苗接种时，采用一剂次接种程序。选择甲肝灭活疫苗接种时，采用两剂次接种程序。

五、接种途径及注射部位

疫苗的接种途径通常为口服、肌内注射、皮下注射和皮内注射。

注射部位通常为上臂外侧三角肌处和大腿前外侧中部。当多种疫苗同时注射接种（包括肌内注射、皮下注射和皮内注射）时，可在左右上臂、左右大腿分别接种。卡介苗选择左上臂。

六、接种禁忌证

禁忌证是对某种疫苗所特有的禁忌，并不是所有的疫苗都不能接种。不同疫苗的禁忌证也有所不同，应按照相应疫苗说明书执行。

WHO认为以下情况应作为常规免疫的禁忌证：免疫异常，急性传染病期间，既往接种疫苗后出现严重不良反应，神经系统疾病。

七、疫苗接种流程（表10-9）

表10-9 疫苗接种流程

流程	事项
接种前	在出生医院办理出生证明时或满1个月时在接种点办理预防接种证。
	关注四川省预防接种公众号，提前预约接种日期、接种疫苗等。
	接种当日为儿童洗澡，着柔软、宽松衣物。年龄较大的儿童可帮助其建立信心。测量体温，带上预防接种证。
	到达接种现场取号。
	预检分诊。
	登记，如实向医生告知儿童健康状况、上一次接种疫苗后的反应等。
	仔细阅读疫苗接种告知单，查看有无接种禁忌证等。签字后，领取接种告知单。
	凭预防接种证和疫苗接种告知单接种疫苗。
接种时	配合医生核对儿童信息。
	家长坐好，儿童坐在家长左（右）腿上，用左（右）臂环抱儿童，将其头部靠在左（右）肩；将儿童右（左）臂放置在身后，自然环抱家长后背，同时家长可用手臂夹住儿童左（右）臂。固定儿童，露出左（右）上臂接种部位，完成接种。接种大腿部位也可用此法。
接种后	收好预防接种证，安抚儿童。
	口服脊髓灰质炎疫苗前后半小时不喂奶或不喝热水。
	接种留观区休息30分钟，无反应方可离开。
	离开接种点前穿好衣物，以防感冒。
	回家后要细心观察儿童的反应，如果出现高热或其他不良反应，应及时就诊。

八、接种注意事项

1. 预防接种证不要折叠、损坏。

2. 注意儿童近期有无发热、腹泻、咳嗽、惊厥等症状，如果有以上症状，或有心脏、肝脏、肾脏严重疾病，应告知医生。

3. 如果儿童在前一次接种疫苗后出现了高热、惊厥、荨麻疹等反应，应告知医生。

4. 饥饿和过度疲劳时避免接种；接种疫苗后让儿童注意休息，不剧烈活动。

5. 少数儿童接种疫苗数小时后可能有轻微发热、精神不振、不想进食、哭闹等，一般为一过性反应，可暂不处理，加强照料，很快会恢复。极个别儿童可能会有高热，接种部位红肿、触痛，全身性皮疹等反应，应及时到医院就诊。

6. 接种卡介苗后2周左右，局部可出现红肿浸润，随后化脓，形成小溃疡，一般8～

12周后结痂。此为接种卡介苗的正常反应，一般不需要特殊处理，注意保持局部清洁，防止继发感染。脓疱或浅表溃疡不能自行排脓或结痂，局部脓肿和溃疡直径超过10mm及长期不愈（超过12周）者，应及时就诊。

九、预防接种反应的处理

（一）全身反应的处理

1. 体温（腋温）小于或等于38.5℃，可加强观察，适当休息，多饮水，防止继发其他疾病。

2. 体温（腋温）大于或等于38.6℃并伴有其他全身症状、异常哭闹时，应及时到医院就诊。

（二）局部反应的处理

1. 接种部位红肿直径小于2.5cm，可多观察，不做特殊处理。

2. 接种部位红肿或硬结直径大于或等于2.5cm，应及时到医院就诊。

3. 接种卡介苗出现的局部红肿，不能热敷。

（黄燕　李剑兰　郑小琴）

第十一章

家庭安全防护

第一节　呛奶、呛奶窒息的预防和急救处理

一、定义

婴儿神经系统发育不完善，容易吐奶。奶汁误入呼吸道，称为呛奶。婴儿不能把误入呼吸道的奶咯出，导致呼吸道阻塞而发生严重呼吸困难、缺氧，称为呛奶窒息。

二、作用

1. 有效的预防措施可以减少呛奶窒息发生。
2. 及时正确的急救处理可以减少因呛奶发生的窒息死亡，挽救生命。

三、适用情况

婴儿发生呛奶后憋气不呼吸或脸色变暗时。

四、急救处理流程（表11-1）

表11-1 呛奶、呛奶窒息急救处理流程

操作步骤	操作者取坐位，婴儿俯卧于操作者腿上，操作者一只手扶好婴儿，另一只手空心掌叩击婴儿背部，促使婴儿哭出声来，并使呛入的奶流出，憋气情况会有明显缓解。
	婴儿发生呛奶窒息，面色青紫，呼吸微弱，呼之不应时，应立即进行人工呼吸急救。方法：让婴儿头朝后仰，下巴朝上。操作者用手按住下巴，将空气吹进婴儿的口鼻或者口内。
	做上述急救处理的同时，拨打"120"或联系车辆去医院急救。

五、预防措施

1. 适当抬高床头，让婴儿侧卧。

2. 哺乳或喂完奶后，把婴儿抱立起来，轻拍其后背，直到婴儿打嗝后再放回床上，抬高头并采取侧卧位，以防乳汁吸入呼吸道。

3. 不在婴儿哭笑时喂奶；不要等婴儿已经很饿了才喂奶，婴儿吃得太急容易呛奶；婴儿吃饱了不可勉强再喂，强迫喂奶容易发生意外。

4. 妈妈泌乳过快、奶水量多时，用手指轻压乳晕，减缓奶水的流出。人工喂乳的奶嘴孔不可太大，倒过来时奶水应成滴而不是成线流出。

5. 妈妈的乳房不可堵住婴儿鼻孔，一定要边喂奶边观察婴儿脸色、表情，若婴儿的嘴角溢出奶水或口鼻周围变色发青，应立即停止喂奶。

6. 母乳喂养者的哺乳姿势应以坐位为主，避免卧位。若卧位喂养，提醒妈妈乳房不要堵住婴儿的口鼻，更不能在妈妈睡眠状态下哺乳，以免窒息。

六、注意事项

1. 在实施以上操作时，对于小月龄的婴儿需要牢牢撑住婴儿的颈部，避免颈部的损伤。

2. 异物进入气管后，引起呛咳，此时不要给婴儿拍背，这样很容易使异物进入气管的深部。

3. 如果婴儿出现喘、呛咳、憋气等，请立即送医院，不要等待异物自行排出，以免延误治疗，造成死亡。

第二节　坠落的预防和急救处理

一、定义

坠落指由高处落于地面或物体上。损伤的轻重程度与体重、坠落高度、坠落速度、身体被撞击的部位、衣着、所撞物体的性质等因素有关，轻者仅有轻微的疼痛感，重者则可导致骨折、内脏破裂、肢体离断等损伤，有的甚至立即死亡。

二、作用

1. 有效的预防措施可以减少坠落的发生。
2. 及时正确的急救处理可以避免进一步的损伤，挽救生命。

三、适用情况

婴儿发生坠落时。

四、急救处理流程（表11-2）

表11-2　坠落急救处理流程

操作步骤	固定伤处	必须先确认婴儿是否骨折。若婴儿出现四肢活动不对称，触及肢体或关节时出现哭闹或痛苦表情，需警惕是否伴有关节、骨骼或器官损伤，应避免受伤部位活动。如果骨折则不要移动、摇晃婴儿，以免因为处理不当而造成更严重的伤害，应及时拨打"120"送往医院治疗。
	紧急止血	若从高处坠落后发生流血的状况，可先拿一块干净的纱布放在伤口上加压止血，直到出血停止。如果婴儿流鼻血，可以用手压住鼻子上方（鼻根的地方）以帮助止血，但不要把婴儿的头仰起，以免血液流入胃部和气管。
	判断是否有大脑损伤	如果确定婴儿是头部着地，尤其是后脑勺先着地，照护者需特别重视。发现婴儿出现高声哭叫、睡觉不醒、呕吐、异常兴奋、四肢肌肉紧张、牙关紧闭、眼斜视、抽搐等任何一个表现时，都需立即送往医院。
	密切观察	婴儿坠落后至少观察48小时，在此期间婴儿没有异常表现方可解除警报。
		如果婴儿意识清楚，身体没有明显损伤，只是因为害怕、疼痛等原因哭一会儿，之后和往常一样活动，就不用太担心。

五、预防措施

1. 婴儿床应稳当牢固，床面距地面的高度不宜过高，床的四周应设有床栏。当婴儿在床上睡觉或玩耍时，应注意拉好床栏。床栏的间隙不应过大，可用毛巾被将床栏的间隙盖起来，避免婴儿从较大的间隙中跌下床。

2. 不要在无人看管时把婴儿放在没有床栏的床上或高出地面的物体（如椅子）上。

3. 床边最好放块地毯或橡胶地垫，这样即使婴儿摔下来，也有一定的缓冲力。

4. 应该封闭阳台，损坏的门窗及时修理，阳台栏杆要足够高，阳台栏杆的间隙不要过宽。

六、注意事项

1. 婴儿从高处坠落后，不要随意移动、摇晃婴儿，以免因为处理不当而造成更严重的伤害。

2. 如婴儿从高处坠落，情况严重，及时拨打"120"。

3. 婴儿发生抽搐、牙关紧闭时，注意避免舌咬伤。

第三节　烫伤的预防和急救处理

一、定义

烫伤指由热力引起的皮肤、皮下组织、肌肉等的损伤，表现为皮肤温度高、发红、起水泡、破裂等。

二、作用

1. 有效的预防措施可以减少烫伤的发生。
2. 及时的急救处理可以减轻皮肤的损伤及疼痛。

三、适用情况

婴儿发生烫伤时。

四、急救处理流程（表11-3）

表11-3　烫伤急救处理流程

操作步骤	迅速脱离热源。
	冲：迅速以流动的自来水冲洗，至少10分钟，降温镇痛。
	脱：充分泡湿后，再小心除去衣物，该剪掉的就剪掉，若皮肤和衣物不能分离，就不要强行分离，以免加重伤害。
	泡：继续浸泡于冷水中至少15分钟，可减轻疼痛和稳定情绪。
	盖：不要随意涂外用药或使用偏方，这些方法可能无助于伤口的恢复，并且容易引起伤口感染，应使用无菌纱布轻轻盖住。
	送：较轻的烫伤可自行处理，但最好送往邻近的医院做专业的处理。
	总结起来就是冲、脱、泡、盖、送。Ⅱ度以上的烫伤不要试图在家里治疗，也不要挑破水泡，应保护创面，急送医院进行救治。

五、预防措施

1.要把家中的开水壶、电饭煲、热菜、热汤等高热物品放到离婴儿较远的地方。

2.给婴儿洗澡的时候，一定记得先放入冷水，再倒入热水，并用水温计检查水的温度。

3.每次喂奶前，用手腕内侧三分之一处试好温度。

4.尽量不使用热水袋，需要使用时用毛巾包裹好，避免热水袋直接接触婴儿皮肤。

六、注意事项

1.婴儿发生烫伤时及时降温，越早越好。

2.烫伤创面切忌涂牙膏、酒精等，应及时到医院做专业的处理。

3.烫伤后注意观察婴儿的体温、呼吸等生命体征，做好预防感染的护理。

4.发生严重烫伤时，不要自行处理，及时拨打"120"或快速前往邻近医院就医。

第四节　软组织损伤的预防和急救处理

一、定义

软组织损伤指皮肤、皮下组织、肌肉、韧带、筋膜、肌腱、滑膜、关节囊、周围神经及血管的损伤，是儿童意外伤害最常见的损伤类型。

二、作用

1. 有效的预防措施可以减少软组织损伤的发生。
2. 及时的急救处理可以减轻由软组织损伤引起的感染及损伤程度。

三、适用情况

婴儿发生软组织损伤时。

四、急救处理流程（表11-4）

表11-4　软组织损伤急救处理流程

操作步骤	冷敷	软组织损伤若无皮肤破损，24小时内可以局部冷敷。24小时后局部仍有红肿、疼痛，且疼痛严重，或有其他异常情况，应及时去医院诊治。
	清洁、消毒	如果创面很干净，可涂一些碘伏或双氧水保护局部，暴露创面让其自然干燥。
		如果创面有泥土或不干净，先用清水或淡盐水清洗，涂上碘伏，暴露创面自然干燥。
		如果创面有碎玻璃或金属碎屑，在清洗不干净时应立即去医院处理，切不可往创面上覆盖东西，如创可贴。这样伤口的分泌物不易干燥，反而容易引起化脓。
	止血、缝合、注射破伤风疫苗	如果伤口深、面积大，应用清洁纱布按压止血或压迫出血部位近端的动脉止血，应赶快去医院进行清创缝合处理。如果伤口被污染或刺伤利器不干净，容易引起破伤风梭菌生长繁殖，应注射破伤风疫苗。

五、预防措施

1. 婴儿的活动周围不可有任何尖锐物品及摆设，确保活动环境安全，没有危险物。

2. 婴儿活动时，一定要有照护者的保护。

3. 把尖锐的小物品锁好，家具一定要固定结实。

第五节　异物吸入的预防和急救处理

一、定义

异物吸入呼吸道是儿童的一种紧急状态，异物进入气管、支气管后非常危险，轻者导致患儿发生呼吸道症状，如咳嗽、口唇、指甲发绀，面色苍白，重者可导致缺氧死亡。如不能及时急救，病死率会相应增高。

二、作用

1. 有效的预防措施可以减少异物吸入的发生。

2. 及时正确的急救处理能够避免异物吸入造成的窒息死亡。

三、适用情况

婴儿发生食物、玩具等异物吸入时。

四、急救处理流程（表11-5）

表11-5　异物吸入急救处理流程

操作步骤	体位要求	婴儿脸朝下骑跨在救护者的前臂上，救护者紧紧托住婴儿下颌支撑其头部，并保持其颈部平直，将前臂放在大腿上以支撑婴儿，婴儿的头部要始终低于躯干。
	1岁以内的婴儿	在婴儿两肩胛骨间以手掌根部用力拍击5次。
		若异物没有出来，则把婴儿翻过来，在心脏按压的位置，双乳连线的中点，用力按压5次，每次1秒，深度要达4cm。如果异物没有冲出，最多反复5次，同时拨打"120"急救电话。
	1岁及以上的幼儿	1岁及以上的幼儿，可从身后将其抱住，双手握拳，双手按压腹部，迅速用右手拇指的背部顶住上腹部，左手重叠在右手上，间断地向幼儿胸腹部上方、后方进行有力的冲击性推压。
	注意事项	如果婴幼儿已出现意识丧失，立即实施心肺复苏，拨打"120"或及时送往医院。

五、预防措施

1. 哭闹时不要进食或喂药，吃东西时勿逗笑。

2. 勿提前给婴儿添加粗糙的辅食。

3. 婴儿进食时一定有人在旁边看守。

4. 不要把危险物品（如纽扣电池、硬币、糖球、花生米、豆子及药片等）放在婴幼儿能触摸到的地方。

5. 3岁内不吃颗粒状的危险食物，尤其是感冒咳嗽时。

六、注意事项

1. 在实施以上操作时，对于小月龄的婴儿需要牢牢撑住婴儿的颈部，避免颈部的损伤。

2. 异物进入气管后，引起呛咳，照护者不要给婴幼儿拍背，这样很容易使异物进入气管深部。

3. 如果婴幼儿出现喘、呛咳、憋气等，请立即送医院，不要等待异物自行排出，以免延误治疗，造成死亡。

第六节　误服药物的预防和急救处理

一、定义

误服药物指口服过量药物，或者婴幼儿误服成人药物或毒药。

二、作用

1. 有效的预防措施可以减少误服药物的发生。

2. 及时正确的急救处理能够避免误服药物造成的伤害及死亡。

三、适用情况

误服药物的婴幼儿。

四、急救处理流程（表11-6）

表11-6　误服药物急救处理流程

操作步骤	误服一般药物	误服毒性较小的一般药物，如普通中成药、止咳糖浆、维生素等，若剂量较少，一般不会有太大反应，应让婴幼儿多饮温水，可以稀释药物，加速药物通过尿液排出。
	误服有机磷农药	若误服有机磷农药，呼出的气体中有一股大蒜味，可喝肥皂水反复催吐解毒，同时立即送往医院。
	误服强酸、强碱、挥发性物品	若误服腐蚀性较强的药物，切忌给婴幼儿喂水以及催吐，带上误服药物并立即送医院或者拨打"120"。
注意事项		若婴幼儿出现无反应，呼吸、心搏停止，立即呼救并拨打"120"，同时就地心肺复苏，直到医护人员到达。

五、预防措施

1. 确保所有药物都存放在婴幼儿无法触及的地方，如高处或上锁的柜子。避免将药物放在婴幼儿能够拿到的地方，如台面、床头柜或包裹中。

2. 购买儿童安全瓶或容器，这些容器有特殊的开启机制，需要采取特定动作才能打开。这样即使婴幼儿拿到了药瓶，也难以打开。

3. 将药物根据用途分类，并使用清晰明确的标签进行标记。这样有助于识别和区分不同的药物，并减少混淆导致的误服。

4. 时刻监督婴幼儿的活动，特别是在家中存在药物的情况下。确保婴幼儿远离药物，并避免将药物留在婴幼儿可及范围内。

5. 在家中保留药物清单，包括药物名称、用途、用量和剂量。这样可以及时了解药物的情况，并在必要时提供给急救人员。

6. 正确处理过期或不需要的药物。请勿将其随意丢弃或冲入下水道。可以咨询当地药店或医疗机构了解正确的处理方法。

第七节　溺水的预防和急救处理

一、定义

溺水指口、鼻淹没或浸入液体中导致呼吸障碍。

二、作用

1. 有效的预防措施可以减少溺水的发生。
2. 及时正确的急救处理能够避免溺水造成的窒息死亡。

三、适用情况

发生溺水的婴幼儿。

四、急救处理流程（表11-7）

表11-7　溺水急救处理流程

操作流程	脱离水源	发现婴幼儿溺水后，我们需要第一时间托起落水婴幼儿的背部或头部，以最快的速度使其脱离水面。
	清理呼吸道	让婴幼儿侧卧，清除口鼻里的堵塞物，再用手掌迅速连续击打其肩后背部，使呼吸道通畅，确保舌头不会向后堵住呼吸道。
	保暖	若婴幼儿能哭，给予保暖，侧卧或直立位，陪伴，观察，安抚。
	观察处理	如果有呼吸无反应，即呼吸、心率正常，需要再次清理呼吸道、拍打刺激，意识恢复后，保暖，侧卧，密切观察，同时拨打"120"等待救援或送往医院。
	心肺复苏	如果无呼吸有心搏，则需进行人工呼吸。如果无呼吸无心搏，则就地心肺复苏，立即呼救并拨打"120"或者送往医院。

五、预防措施

1. 婴幼儿由于运动协调能力尚不完善，落水后甚至连挣扎的机会都没有，谨记婴幼儿游泳、洗澡时一定要有大人近身陪护，密切观察判断，视线不能离开婴幼儿。
2. 给婴幼儿洗浴后，家长要及时清空浴盆或浴缸里的水，室内养鱼要用封闭式鱼缸，开放式鱼池周围要有安全栅栏。
3. 不能在没有人看管的情况下让婴幼儿待在任何水体旁边。

第八节　触电的预防和急救处理

一、定义

触电指意外接触到电源，电流经过体内，产生热能造成身体灼伤。

二、作用

1. 有效的预防措施可以减少触电的发生。
2. 及时正确的急救处理能够避免触电造成的死亡。

三、适用情况

发生触电的婴幼儿。

四、急救处理流程（表11-8）

表11-8　触电急救处理流程

操作步骤	脱离电源	发现婴幼儿触电，应立即关闭电源或断开电闸，同时拨打"120"。
		若无法切断电源，可用干燥的竹竿、木棒等绝缘物体挑开电线，也可站在干燥的木板上拉触电婴幼儿的干衣角，还可以戴上绝缘手套将婴幼儿拉开，切勿用手直接接触触电婴幼儿。
	根据情况施救	婴幼儿神志清醒时，就地平躺休息，严密观察，暂时不要让其走动。
		婴幼儿神志不清醒、有心搏无呼吸时，仰卧，头偏向一侧，使呼吸道通畅，必要时清除口鼻腔分泌物。解开上衣领，行人工呼吸。
		婴幼儿神志不清醒，呼吸、心搏都已停止时，就地心肺复苏，直到医护人员到达。
	正确处理电烧伤	电弧烧伤（未直接接触电流）的处理方法类似热烧伤，不严重时，冷水降温，并严防感染。
		电接触伤（接触到了电流）往往局部受伤严重，需要进行正规的医学处理。

五、预防措施

1.确保所有插座都使用儿童安全盖或插座套，以防止婴幼儿直接接触插座。

2.将电线整齐地隐藏在墙壁或地板下，避免悬挂的电线暴露在婴幼儿能触及的范围内。

3.使用带有安全盖的开关，这样即使婴幼儿试图触摸开关，也无法直接接触到电源。

4.将家中的危险电器设备放置在婴幼儿无法触及的高处，并用屏障隔离这些区域，如使用安全围栏。

5.定期检查家中的电线、插座和电器设备是否存在损坏、漏电等问题，并及时修理或更换。

6.教育家人和照护者正确处理电器设备，并时刻监督婴幼儿的活动，确保婴幼儿远离电源和电器。

7.选择符合安全标准的玩具，确保没有暴露的电线或电池部分，以降低触电风险。

8.不将充电器、手机等电子设备放置在婴幼儿可以接触到的地方，最好随身携带或放置在安全的位置。

9.定期检查家中和托儿所等婴幼儿常去的地方，确保电源孔、延长线等设施的安全性。

10.学习基本的急救知识，以便在发生触电事故时能够及时采取正确的救援措施。

（贺晓春　滕沁伶　鲁浩）

第十二章

传染病家庭防控

传染病要早发现、早报告、早诊断、早隔离、早治疗，防止交叉感染。有效预防传染病发生与流行，关键在于：控制传染源，切断传播途径，保护易感人群。

第一节　常用物品消毒灭菌方法

一、天然消毒法

利用日光等天然条件杀灭致病微生物，达到消毒目的，称为天然消毒法。

（一）日光曝晒法

1. 作用原理：利用日光中的热、干燥和紫外线起消毒作用。
2. 应用范围：纸张、书籍、衣物、鞋子、被褥等。
3. 使用方法：一般4~6小时，每隔2小时翻动一次。
4. 注意事项：
（1）消毒效果与光线强度和曝晒的时间有关。夏季光线最强，照射强度大，曝晒时间长，效果好。
（2）紫外线不能全部透过玻璃。
（3）书籍需翻页，被褥需翻面，可能造成褪色。

（二）通风消毒

1. 作用原理：通过引入新风，使气流流动、空气稀释，降低空气中病原体浓度，减少或消除感染风险。呼吸道传染病流行期间，应特别注意多开窗通风。
2. 应用范围：室内空气。
3. 使用方法：自然通风。打开窗户，每次通风30分钟以上，每天2次以上。通风不良时，可辅以排风扇机械通风。

4.注意事项：

（1）受空气质量影响。

（2）炎热地区及季节可自行调节时间；寒冷地区及季节应每天完成通风消毒，但要注意将患者移至其他屋中，避免受凉。

二、物理消毒方法

家庭使用化学消毒剂可以起到一定作用，但化学消毒剂或多或少有刺激性、腐蚀性和残留的低毒性。在条件允许的情况下，可以使用物理消毒方法，有利于环保。

（一）热力消毒

1.作用原理：利用蒸汽和煮沸时的湿热力消毒。

2.应用范围：碗、餐盘、筷子、杯子、金属刀具、剩余饭菜、耐湿热的玩具和织物等。

3.使用方法：使用锅、盆、蒸笼、高压锅等各种工具进行。

（1）蒸汽消毒：将要消毒的物品放入蒸锅内，水沸腾后维持15分钟以上。

（2）煮沸消毒：将要消毒的物品放入锅内，水位浸没，水沸后开始计时，维持15分钟以上，高原地区海拔每增加300m，应延长煮沸时间2分钟。

（3）高压锅消毒：根据高压锅大小选择适量的水，限压阀有蒸汽排出后10分钟以上。不要离开现场。

4.注意事项：

（1）消毒前应先将物品清洗干净，然后消毒。

（2）微波炉可以对食品或一些物品进行消毒。

（3）传染病患者的剩余饭菜需要煮沸后丢弃。

（二）清洗消毒

1.作用原理：通过机械方式冲（洗）、刷、擦、抹、扫掉附着在手上、物品上的病原体。

2.应用范围：手、耐湿物品（织物、玩具等）。

3.使用方法：

（1）使用肥皂、洗手液、流动水等，机械清洗。洗手见本章第二节相关内容。

（2）带高温洗涤功能的洗衣机：常见的高温洗涤温度均在90℃以上，一般情况下可有效杀灭大部分病原体，可用于衣物、织物的清洁消毒。

（3）烘干机：一般情况下，经过洗涤的衣物已去除部分病原体，再通过烘干机烘干，也能起到消毒衣物、织物的作用。消毒效果依据产品说明书确定。

4.注意事项：

（1）若频繁使用肥皂、洗手液洗手，可以每次洗手后使用护手霜。

（2）织物、玩具需清洗后晒（晾）干。

（3）使用带高温洗涤功能的洗衣机时要注意选择衣物布料。纯棉、真丝、带血渍的衣物均不适合高温洗涤，纯棉易缩水，还容易变色，婴幼儿衣物也不建议经常高温洗涤，可在换季等情况下使用。参照说明书使用。

（三）家用消毒柜消毒

1.作用原理：通过紫外线或臭氧，以及远红外线消毒。

2.应用范围：餐具、用物等。

3.使用方法：

（1）按照说明书使用。

（2）不耐热的用具（如塑料制品）用紫外线或臭氧消毒。

（3）耐热的用具用远红外线消毒。

4.注意事项：用物洗涤干净后沥干水，直立放入。

三、化学消毒法

利用化学药物渗透病原体体内，破坏其生理功能，抑制病原体代谢生长，从而起到消毒的作用。

（一）醇类消毒剂

乙醇消毒浓度范围推荐为70% ~ 80%(体积分数v/v)，常用的是75%乙醇，含醇手消毒剂大于60%，复配产品可参考产品说明书。

1.应用范围：主要用于手和皮肤消毒，也可用于较小物体表面的消毒。

2.使用方法如下。

（1）手消毒：均匀喷雾手部或涂擦揉搓手部1 ~ 2遍，作用1分钟。

（2）皮肤消毒：涂擦皮肤表面2遍，作用3分钟。

（3）较小物体表面消毒：擦拭物体表面2遍，作用3分钟。

3.注意事项：

（1）如单一使用乙醇进行手消毒，建议消毒后使用护手霜。

（2）外用消毒液不得口服，置于儿童不易触及处。

（3）远离火源，避光，置于阴凉、干燥、通风处密封保存。

（4）用于皮肤能快速杀菌，但是没有持久活性。

（5）醇类不是好的清洁剂，当手脏时，不推荐使用醇类，建议使用肥皂和流动水洗手。

（6）不宜用于脂溶性物体表面的消毒，不可用于空气消毒。

（二）含氯消毒剂

含氯消毒剂指溶于水产生具有杀微生物活性的次氯酸的消毒剂，以有效氯计算有效成分，含量以mg/L或%表示。

1. 应用范围：适用于物体表面、织物以及水果、蔬菜和餐饮具等的消毒。

2. 使用方法（表12-1）。

表12-1　含氯消毒剂的使用

	含氯消毒剂 使用浓度（有效成分）	作用时间	使用方法	适用范围
环境表面常用消毒方法	400～700mg/L	＞10分钟	擦拭、拖地	细菌繁殖体、结核分枝杆菌、真菌、亲脂类病毒
	2000～5000mg/L	＞30分钟	擦拭、拖地	所有细菌（含芽孢）、真菌、病毒
	室内空气和水等其他消毒时	依据产品说明书		

3. 配制和检测。

（1）配制：将有刻度的容器装入水，根据水的体积投入对应比例的消毒片，如桶内有1500mL水，加入3颗有效氯含量为500mg的消毒片，等待全部溶解（图12-1），配置后液体浓度为1000mg/L。

（2）检测：检查消毒液检测试纸是否破损、潮湿，是否在有效期内（图12-2）。取一条试纸，浸入样液中打湿后立即取出。在自然光下，按要求时间（常规30秒至1分钟），与对照色卡比对，找出与试纸颜色相同或相近的色阶，色阶上标示的含量即为样液中有效氯含量（图12-3）。时间超过1分钟，颜色会逐渐消退。

注意将需要消毒的物品浸入消毒液中（图12-4）。

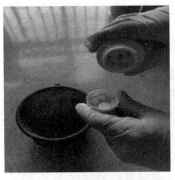 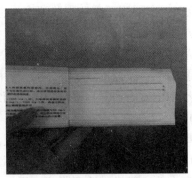

图12-1　含氯消毒液配置　　　　图12-2　消毒液检测试纸

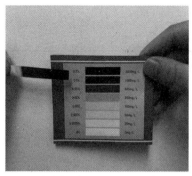
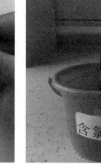

| 图12-3　对照色卡 | 图12-4　消毒液使用 |

4. 84消毒液的配置。

举例：若使用表12-2所示的84消毒液（有效氯含量为3.8%～5.1%，假设有效氯含量为5%），现需配2000mL浓度为500mg/L的84消毒液，应需多少毫升的84消毒液？加多少毫升的水？

表12-2　84消毒液产品信息

产品名称	84消毒液
主要成分	本品是以次氯酸钠为主要成分的消毒液，有效氯含量为3.8%～5.1%
规格	500mL×1
保质期	24个月
消毒类别	本品能杀灭肠道致病菌、化脓性球菌、金黄色葡萄球菌，可灭活病毒
使用范围	本品为环境消毒液，适用于硬质物体表面消毒及白色纯棉织物的漂白

（1）公式：所需原药量＝预配置浓度×预配置数量/原药含量。加水量＝配置数量－所需原药量。配比表见表12-3。

表12-3　配比表

浓度（mg/L）	消毒液原药量（mL）	加水量（mL）	总量（mL）
250	10	1990	2000
500	20	1980	2000
1000	40	1960	2000
2000	80	1920	2000
5000	200	1800	2000
10000	400	1600	2000
50000	2000	0	2000

（2）单位换算，mg/L转化成g/100mL，500mg/L换算成百分比浓度为0.05%（g/100mL）。

（3）所需84消毒液原液：0.05%×2000mL÷5%=20mL。

（4）使用流程（表12-4）。

表12-4　84消毒液使用流程

环境准备及个人准备	环境干净整洁，宽敞明亮，着装规范，洗手，戴口罩，戴手套。
物品准备	84消毒液、量杯（矿泉水瓶等）、注射器（口服药杯等）、浸泡容器（水桶等）、对照色卡、搅拌棒（棍类）、水。
方法	用量杯量取1980mL水倒入水桶内，空针抽取20mL 84消毒液，加入装好水的水桶内，用搅拌棒将液体搅拌均匀。
检测	静置半分钟，取一条试纸浸入配置好的消毒液中，打湿后立即取出，30秒～1分钟将试纸在自然光下与对照色卡比较，试纸显示在正常范围内。
应用	将所需消毒物品完全浸没在消毒液内，容器加盖，规定时间后取出物品在流动水下冲洗，干燥备用。

5. 注意事项：

（1）外用消毒剂不得口服，置于儿童不易触及处。包装应当有相应的安全警示标志。

（2）对人体有刺激作用。配制和使用时，应戴口罩、手套，避免接触皮肤。如不慎溅入眼睛，应立即用清水冲洗，严重者应及时就医。

（3）对金属有腐蚀作用，对织物有漂白、褪色作用。金属和有色织物慎用。必要时，作用至规定时间后，应用清水擦拭或冲洗干净。

（4）不得与易燃物接触，应远离火源。粉剂应于阴凉处避光、防潮、密封保存；水剂应于阴凉处避光、密封保存。使用液应现配现用，使用时限小于24小时，使用后一定要把盖子拧紧。

（5）消毒液的消毒效果受消毒液浓度、消毒方式及消毒时间的影响。应依照具体产品说明书标注的使用范围、使用方法、有效期和安全性检测结果使用。

（6）切忌消毒剂与酸性物质、清洁产品（如洁厕液等）混用。

（三）含碘消毒剂

1. 应用范围：

（1）碘酊：适用于新生儿脐带部位皮肤消毒，不适用于黏膜和敏感部位皮肤消毒。

（2）碘伏：适用于黏膜冲洗消毒等。

2. 使用方法（表12-5）。

表12-5　含碘消毒剂的使用方法

碘酊	用无菌棉拭子或无菌纱布蘸取本品，在消毒部位皮肤擦拭2遍以上，作用时间1～3分钟，待稍干后再用无菌棉拭子或无菌纱布蘸取75%乙醇擦拭脱碘。使用有效碘18～22g/L。
碘伏	皮肤消毒：用浸有碘伏消毒液原液的无菌棉球或其他替代品局部擦拭2遍。
	黏膜冲洗消毒：用含有效碘250～500mg/L的碘伏稀释液直接对消毒部位冲洗或擦拭。

3. 注意事项：

（1）外用消毒液禁止口服。

（2）置于儿童不易触及处。

（3）对碘过敏者慎用。

（4）密封、避光，置于阴凉通风处保存。

（四）酚类消毒剂（如威露士、滴露消毒液等）

1. 应用范围：适用于物体表面和织物等的消毒，禁用于蔬菜瓜果、餐具的消毒。

2. 使用方法：物体表面和织物以1000~2000mg/L浓度溶液擦拭、浸泡消毒15~30分钟。

3. 注意事项：消毒结束后，应当对所处理的物体表面、织物等用清水进行擦拭或洗涤，去除残留的消毒剂。

（五）季铵盐类消毒剂

常见的季铵盐类消毒剂有氯己定（洗必泰）、苯扎溴铵（新洁尔灭）等。

1. 应用范围：具有对皮肤、黏膜无刺激、稳定性好、对被消毒物品无损害、对环境友好等优点，消毒能力为中低水平，适用于环境与物体表面（包括纤维与织物）的消毒。

2. 使用方法（表12-6）。

表12-6　季铵盐类消毒剂的使用方法

物体表面消毒	无明显污物时，有效浓度1000mg/L；有明显污物时，有效浓度2000mg/L。
皮肤消毒	局部擦拭2~3遍，作用时间遵循产品说明书或采用1000~2000mg/L的季铵盐，作用到规定时间。
黏膜冲洗	使用有效浓度大于或等于2g/L的氯己定水溶液冲洗或漱洗，至冲洗液或漱洗液变清为止。

3. 注意事项：

（1）外用消毒剂不得口服。

（2）置于儿童不易触及处。

（3）避免接触有机物和拮抗物。不能与肥皂或其他阴离子洗涤剂同用，也不能与碘或过氧化物（如高锰酸钾、过氧化氢、磺胺粉等）同用。

（六）消毒湿巾

近年来，消毒湿巾较好地解决了包装储存等问题，可用于物体表面消毒。消毒湿巾具有避免交叉污染、消毒重复性好等优点。湿巾遇污染或擦拭时无水迹应丢弃。

（七）常用消毒剂杀灭微生物效果（表12-7）

表12-7　常用消毒剂杀灭微生物效果

消毒剂	消毒水平	细菌			真菌	病毒	
		繁殖体	结核分枝杆菌	芽孢		亲脂类（有包膜）	亲水类（无包膜）
含氯消毒剂	高水平	+	+	+	+	+	+
二氧化氯	高水平	+	+	+	+	+	+
过氧乙酸	高水平	+	+	+	+	+	+
过氧化氢	高水平	+	+	+	+	+	+
碘类	中水平	+	+	—	+	+	+
醇类	中水平	+	+	—	+	+	—
季铵盐类[a]	低水平	+	—	—	+	+	—

注："+"表示正确使用时，正常浓度的化学消毒剂可以达到杀灭微生物的效果。

"—"表示较弱的杀灭作用或没有杀灭效果。

a表示部分双长链季铵盐类为中效消毒剂。

肠道病毒如脊髓灰质炎病毒、柯萨奇病毒（可引起手足口病、疱疹性咽峡炎、脑炎）、诺如病毒、埃可病毒等为无包膜病毒（亲水病毒），乙醇等含醇类、甲酚皂（来苏水）等酚类、季铵盐类消毒液对其灭活效果有限，含氯消毒剂、双氧水（过氧化氢）、高温、紫外线对其有效。

如怀疑手部肠道病毒感染，首选流动水+洗手液或皂液洗手，或换用其他有效的手消毒剂消毒双手。洗手过程中的揉搓、冲洗和擦干步骤也可去除手部病毒。目前杀灭肠道病毒的手消毒剂可选择高浓度单方乙醇或加酸性物质的复方醇制剂或添加适量的高水平化学消毒成分的复合醇，如过氧化氢。

四、家庭清洁与消毒

1.居家环境管理要求。

（1）原则：居家环境原则上以清洁为主、预防性消毒为辅，避免过度消毒，受到明确污染时应清洁消毒。

（2）日常生活中如家庭成员没有传染病感染无需进行消毒，保持有效通风，做好环境清洁卫生，养成良好的手卫生习惯。如果身边有传染病患者，可在日常环境清洁的基础上对传染病患者高频接触物品及区域采取消毒处理。

为了防止传染病在家庭成员间交叉感染，根据疾病传播途径和家庭具体情况，做到"三分开"和"六消毒"。"三分开"：住室（条件不具备者可用布帘隔开，至少也要分床）、饮食、生活用具（包括餐具、洗漱用具、便盆、痰罐等）分开。"六消毒"：

消毒分泌物或排泄物（如呼吸道传染病主要为口鼻分泌物，肠道传染病主要为粪便，接触性传染病主要为脓液、痂皮等）、消毒生活用具、消毒双手、消毒衣服和被单、消毒患者居室、消毒生活污水。在做好患者管理的同时，其他家庭成员做好个人防护。

　　家庭成员若患有呼吸道传染病，应重点做好房间通风，保持空气流动，条件允许时应佩戴口罩。患者居住房间可增加清洁消毒频次，在处理具有传染性的呕吐物、排泄物时，应先局部消毒30分钟后再处理。被甲类传染病患者，以及肝炎、结核、艾滋病、炭疽病等患者的排泄物、分泌物、血液等污染的物品，遵循先消毒再清洗再消毒的程序。普通患者用过的物品，可先清洗后消毒。

　　2. 居家环境清洁消毒区域。

　　（1）环境表面：居室、卫生间、厨房等可能被污染的所有物体表面，如桌面、门把手、水龙头、马桶座、马桶及冲水按钮、饮水机把手和管道、电话按键、电视遥控器、电脑键盘鼠标、厨房可能污染的区域和用具。

　　（2）所有房间地面。

　　（3）明确被患者排泄物和呕吐物污染面。

　　3. 家庭消毒操作流程（表12-8）。

表12-8　家庭消毒操作流程

操作前准备	环境准备	相对独立区域，周围环境安静，定时通风换气，温度适宜。
	人员准备	照护者应接受相关感染预防与控制基本知识培训，知晓相关知识。洗手后戴一次性无菌手套/清洁手套，戴一次性外科口罩，穿好橡胶围裙。
	物品准备	一次性无菌手套/清洁手套、消毒剂、洗手液或肥皂、清水、盆、马桶刷、外用的黏膜消毒液、无菌棉拭子。
操作步骤	煮沸	陶瓷类、不锈钢餐具最便捷的消毒办法。
		耐高温的小件布质衣物可以直接煮沸15~30分钟消毒。
	浸泡	含氯消毒液擦拭或浸泡，可用粉剂或者片剂，按要求浓度配置。
		塑料等玩具可以用消毒液浸泡的方法消毒。
		不耐热的餐具可以用化学消毒液浸泡消毒。
		把患者的换洗衣物、毛巾、浴巾单独放入盆中浸泡30分钟后再清洗，最后置于日光下曝晒。要注意的是衣物应先消毒后拆洗，否则易造成污染。较大的被褥洗煮不便，可以置于强日光下曝晒4~6小时，翻动1~2次。
		排泄物及呕吐物按要求浓度及时间浸泡消毒。
		消毒液严禁"二次浸泡"使用。

操作步骤	擦拭	时机选择	常规可以定期进行普通湿式擦拭。
			有明显污染时，用配置好的含氯消毒液擦拭家里的地面、物品表面。
		用物	清洁用具分室专用，标识清楚。
		顺序	由上到下，由内到外，由轻度污染到重度污染。用"S"形顺序，避免重复往返擦拭。
		方法	八面法：首先把布巾对折，再对折一次，然后再对折，从第一面开始擦，擦一面翻一面，擦完八面。
		注意事项	污物可导致消毒液有效浓度下降，因此表面污物较多时，应适时更新消毒液或消毒湿巾，以防止污物中的病原体对消毒液或消毒湿巾的污染。
			不耐湿的物品表面不能应用该方法实施消毒处理。
	冲刷		患者使用的痰盂、便盆、马桶等均用含氯消毒液浸泡30分钟后再冲刷。
操作后			使用过的手套和口罩均应消毒后丢弃，所有物品清洁整理后归回原位。
			洗手、消毒。

4. 常用物品消毒灭菌方法（表12-9）。

表12-9 常用物品消毒灭菌方法

类别	消毒物品	清洁	消毒灭菌方法	注意事项
玻璃类	玻璃杯等	流动水冲洗、晾干	有效氯浓度为500mg/L的消毒液浸泡30分钟，流动水冲净、晾干。	—
搪瓷类	痰盂、便器	流动水冲洗、晾干	1. 90℃ 5分钟或93℃ 3分钟。 2. 有效氯浓度为500mg/L的消毒液浸泡30分钟，流动水冲洗。	专人专用，用后冲洗。
	餐具	用洗涤剂擦洗，清水冲洗干净	1. 蒸汽消毒20分钟或煮沸15～20分钟。 2. 自动消毒洗碗机。 3. 远红外消毒箱，温度达125℃，维持15分钟。	一人一用一消毒。
塑料及橡胶类	脸盆	流动水清洗、擦干	1. 必要时清洗消毒（清洗消毒90℃ 5分钟或93℃ 3分钟）。 2. 必要时用有效氯浓度为500mg/L的消毒液浸泡或擦拭。	一人一用一清洗。
	奶嘴、奶瓶	流动冲洗干净	煮沸或蒸汽消毒15～20分钟。	一人一用一消毒，干燥储存。
布类	床单、被套及枕套	定期清洗	1. 热力清洗（洗衣机70℃ 25分钟洗涤）。 2. 感染患者的被服单独清洗（洗衣机80℃ 30分钟并加相关消毒液洗涤）。	—
	枕芯、棉絮、床垫	定期更换	1. 曝晒6小时。 2. 房间空气消毒。	1. 定期更换。 2. 有污染随时更换。

续表12-9

类别	消毒物品	清洁	消毒灭菌方法	注意事项
环境及物体表面	空气	1.开窗通风 2.自然通风不良时,可安装通风设备,如排风扇	必要时使用紫外线消毒。	每日上、下午开窗通风2次,每次>30分钟。
	床单位（床、床头柜、椅子、储存柜）	清水擦拭	1.床单位每日清水擦拭,有污染时随时擦拭或消毒。 2.床单位终末处理:有效氯浓度为250~500mg/L的消毒液擦拭消毒。	1.抹布专用。 2.有污染时随时消毒擦拭。
	水龙头、水池	清水擦拭,保持清洁	必要时以有效氯浓度为500mg/L的消毒液擦拭。	1.每天擦拭。 2.有污染时及时消毒擦拭。
	地面	湿式清扫	1.地面被呕吐物、分泌物或粪便污染时,应先去除污物再使用消毒液覆盖消毒。 2.必要时以有效氯浓度为500mg/L的消毒液拖地。 3.每次拖布清洁面积不超过20m²。 4.拖把专用。	1.每天湿式清扫2次以上。 2.有污染随时清扫消毒。
	空调滤网	定期清洗	—	每1~3个月清洗一次。
清洁工具	拖把	清水清洗	1.清洗机类清洗(程序包括水洗、消毒、烘干)。 2.有效氯浓度为500mg/L的消毒液浸泡30分钟,冲净消毒液干燥备用。	分区使用。
	擦拭布巾	清水清洗	1.清洗机类清洗(程序包括水洗、洗涤剂洗、清洗、消毒、烘干)。 2.有效氯浓度为250~500mg/L的消毒液浸泡30分钟,冲净消毒液干燥备用。	分区使用。

第二节 手卫生

一、定义

手卫生是指通过正确的洗手、消毒或使用手部抗菌剂等方法,有效清洁和消灭手上的病原体,以预防疾病传播的一种行为。它是维护个人健康和公共卫生的重要措施之一。

二、适用情况

饭前饭后；便前便后；吃药之前；接触过泪液、鼻涕、唾液和痰液之后；做完扫除工作之后；接触钱币之后；接触他人后；在室外玩耍沾染了脏东西之后；户外运动、作业、购物之后；抱孩子之前；接触过传染物品者，更要消毒清洗。

三、操作流程（表12-10）

表12-10　手卫生操作流程

操作前准备		打开水龙头，在流动水下冲洗手部，使双手充分浸湿。
		取适量的肥皂或皂液、洗手液于掌心。
七步洗手法，至少15秒（图12-5）	第一步	掌心对掌心揉搓。
	第二步	手指交叉，掌心对手背揉搓。
	第三步	手指交叉，掌心对掌心揉搓。
	第四步	双手互握，相互揉搓指背。
	第五步	拇指在掌中转动揉搓。
	第六步	指尖在掌心揉搓。
	第七步	旋转揉搓至腕部，夏季可至肘部。
	注意	特别注意指甲缝、指尖、指关节等不易搓洗干净的地方。
干手方法		用干净的个人专用毛巾擦干，或一次性消毒纸巾擦干，并勤换毛巾。

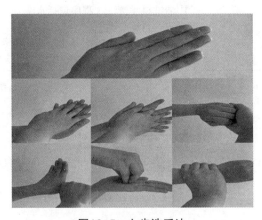

图12-5　七步洗手法

四、注意事项

1. 不要使用盆内的存水洗手，非流动水是细菌繁殖的温床，选择流动水洗手。

2. 洗手次数过多，会对手部皮肤造成伤害。如手部有裂口，肥皂的皂液会浸透到裂口里，易造成细菌感染。

3. 肥皂应保持清洁、干燥；不要在未用尽的洗手液中添加新的洗手液，用完后连同容器丢弃。

第三节　穿脱个人防护用品

一、目的

在护理传染病患者时，在可能接触到患者或疑似带菌者的血液、体液、分泌物、排泄物的情况下，穿戴个人防护用品可在一定程度上保障自身安全。

二、穿脱流程（表12-11）

表12-11　穿脱个人防护用品流程

操作前准备	环境准备	提前准备相对隔离区域，对环境进行消毒。
	个人准备	着装整洁，修剪指甲。
	物品准备	一次性无菌手套、一次性挂耳式外科口罩/医用防护口罩、一次性隔离衣、免洗手消毒液。
操作步骤	戴一次性无菌手套（图12-6）	撕开手套袋开口处，捏住两只手套的反褶部分（即手套的内面），取出手套，使五指相对，先戴一只手，再以戴好手套的手指插入另一只手套的反褶部分，同法戴好。
	戴一次性挂耳式外科口罩（图12-7）	鼻夹侧朝上，深色面朝外。
		将口罩罩住鼻、口及下颌。
		将双手指尖放在鼻夹上，从中间位置开始，用手指向内按压并逐步向两侧移动，根据鼻梁形状塑造鼻夹。
		适当调整口罩，使口罩周边充分贴合面部。

续表12-11

操作步骤	戴一次性医用防护口罩（图12-8）	左手穿过两系带拖住口罩，检查口罩系带是否牢固，有鼻甲的朝上。
		将口罩罩住鼻、口及下颌，紧贴面部；右手将下方系带拉过头顶，放在颈后，再将上方系带拉至头顶中部。
		将双手指尖放在鼻夹上，从中间位置开始，用手指向内按压并逐步向两侧移动，根据鼻梁的形状塑造鼻夹。
		行气密性检查：将双手完全盖住防护口罩，快速呼气，若鼻夹附近有漏气，应调整鼻夹；若四周有漏气，应调整系带至不漏气为止。
	穿一次性隔离衣（图12-9）	按七步洗手法洗手消毒。
		戴医用一次性挂耳式外科口罩或医用防护口罩。
		带一次性帽子，发不外露，帽子需盖住双耳。
		穿隔离衣，注意隔离衣不要着地，不要碰到周围物品；内层衣物不得高于领口。
		戴手套，将手套紧包隔离衣袖口。
		蹲下检查活动度。
	脱一次性隔离衣（图12-10）	按七步洗手法洗手消毒。
		脱手套，用戴手套的手捏住另一手套的污染面边缘脱下，脱下手套的手捏住另一手套的清洁面边缘，将手套脱下，丢入垃圾桶内。
		手卫生。
		抬头解开领口，松开腰间系带，脱下袖子。
		将隔离衣反向包裹，注意双手始终不触碰隔离衣外层污染面，将隔离衣丢入垃圾桶内。
		手卫生。
	脱一次性医用防护口罩	不要接触口罩前面（污染面），先解开下面的系带，再解开上面的系带，用手指捏住口罩的系带投入垃圾桶中。
		手卫生。
操作后		一次性物品使用消毒液浸泡后丢弃。

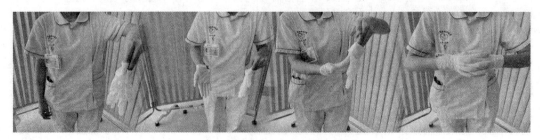

图12-6　戴一次性无菌手套

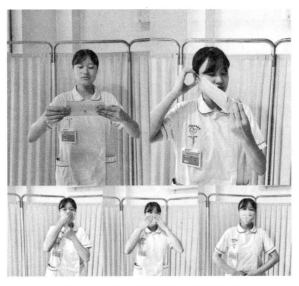

图12-7 戴一次性挂耳式外科口罩

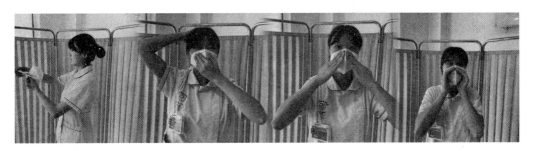

图12-8 戴一次性医用防护口罩

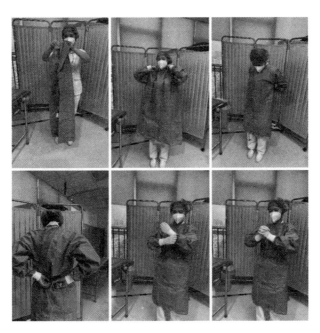

图12-9 穿一次性隔离衣

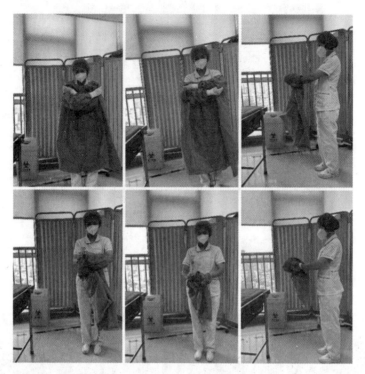

图12-10　脱一次性隔离衣

第四节　消化道传染病家庭防控操作规范

消化道传染病是指传染病病原体污染食物、水源或餐饮具，易感者因进食时病原体侵入消化道而感染的疾病，如甲型病毒性肝炎（甲肝）、戊型病毒性肝炎（戊肝）、脊髓灰质炎、手足口病、霍乱、伤寒、痢疾、细菌感染性腹泻和病毒感染性腹泻等。消化道传染病的传播方式见表12-12。

表12-12　消化道传染病的传播方式

接触传播	易感者通过物理接触（人员或物体）而导致病原体的传播。
直接接触传播	在感染者或携带者与易感者之间通过体表至体表直接接触及物理传递而导致的传播。
间接接触传播	易感者接触被污染的中间对象（如污染的手、物体表面）而导致的传播。

注：接触传播疾病主要包括急性流行性结膜炎、沙眼衣原体感染等，某些呼吸道传染病和消化道传染病也可通过接触传播，如霍乱、流行性感冒、手足口病等。

一、手足口病

（一）定义

手足口病是由肠道病毒引起的急性传染病，多由肠道病毒71型及柯萨奇病毒16型感染引起，夏秋季多见。

（二）家庭护理措施（表12-13）

表12-13　手足口病家庭护理措施

隔离措施	管理传染源	对患者和隐性感染者进行消化道隔离、呼吸道隔离和接触隔离，直至体温正常3天、皮疹基本消失方能解除隔离。
		症状轻的患者居家隔离。最好让患者单独住一室，不接触家庭内其他人。
	切断传播途径	其病原体作为亲水类肠道病毒，对紫外线及干燥敏感，各种含氯消毒剂、碘类消毒剂能灭活病毒。对醇类和季铵盐类消毒剂不敏感。
		衣服、被褥等可曝晒消毒，毛巾、餐具等高温或煮沸消毒，玩具、桌椅等可用消毒剂消毒。
		养成良好的卫生习惯，照护者做好手卫生，接触患者大便、疱疹液和呼吸道分泌物及其污染物品后及时洗手消毒。
用药		遵医嘱给患者按时用药。
消毒		患者居住环境，使用的物品，如匙、杯、毛巾、玩具等，应经常消毒。
预防措施		养成良好的卫生习惯，饭前便后洗手，不食生冷、不洁饮食，奶嘴和奶瓶进行充分的清洗。
		照护者在给婴幼儿换纸尿裤或处理完粪便以后要洗手，并且对污物进行合理的处理。
		提高警惕性是控制本病流行的关键。流行期间，应尽量少让孩子到拥挤的公共场合。

（三）口腔护理

1. 目的：保持口腔及牙齿清洁；预防口腔感染，消除并发症；观察口腔黏膜，便于了解病情。

2. 操作流程（表12-14）。

表12-14　口腔护理操作流程

操作前准备	环境准备	温度适宜，空气清新，光线明亮。
	人员准备	患者排空大小便，将垫巾垫于颌下，操作者洗手。
	物品准备	温开水、水杯、生理盐水或淡盐水、棉签、压舌板（没有压舌板可用小勺子代替）、电筒。
操作步骤		患者取坐位或侧卧位，头偏向操作者。
		协助患者漱口，观察有无出血，口角干裂者进行润湿。
		用压舌板轻轻撑开颊部，用浸湿生理盐水或淡盐水的棉签清洁口腔及牙齿的内外侧面、咬合面、牙龈、上颚、颊部、舌面、舌底等。
		配合的患者协助温开水漱口。
		擦净口周围及口唇，必要时口腔用药。
		对于张口非常疼痛的患者，可行雾化吸入和口腔冲洗或含漱。
操作后		安顿好患者，使其感到舒适。操作者整理物品并洗手。

3.注意事项：

（1）保持口腔清洁，进食前后用温开水或生理盐水漱口。

（2）有口腔溃疡的患者在清洁口腔后，可将维生素B_2粉剂直接涂抹于口腔糜烂处，或涂以碘甘油，以消炎镇痛，促进溃疡面愈合。

（四）口服给药

1.目的：口服给药是常用、方便、安全的给药方法。药物口服后被胃肠吸收入血液循环，从而达到局部治疗和全身治疗的目的。

2.操作流程（表12-15）。

表12-15　口服给药操作流程

操作前准备	环境准备	温度适宜，空气清新，光线明亮。
	人员准备	患者排空大小便，年幼不配合者将纸巾垫于胸前，操作者洗手。
	物品准备	洗手液或手消毒液、服药碗或服药杯、温开水、口服药品，必要时准备碾钵。
操作步骤		可以配合的患者取坐位，不能配合的患者取半卧位，婴幼儿可抱在腿上。
		核对药名、浓度、用法。
		为患者准备温开水，协助患者将药物服下。
		擦净患者口周围，再次核对药名、浓度、用法。
		协助患者取舒适体位，洗手。

3.注意事项：

（1）喂药时间应根据医嘱和药物本身特性决定，如饭前、饭中、饭后。

（2）喂药姿势：将婴幼儿抱于怀中取半卧位，忌平卧位，以免因服药呕吐致误吸。

（3）对于婴幼儿：①可将药物制成水剂或乳剂，也可将药片研成细小粉末，临时混在糖浆、果汁或其他甜香可口的液体中喂服（不超过一茶匙）。药物不可混于奶中或主食中哺喂，以免婴儿因药物的特殊味道拒绝进食。②若用小药匙喂药，则从婴儿的口角处顺口颊方向慢慢倒入药液，待药液咽下后，才将药匙拿开，以防止婴儿将药吐出，每次不超过1mL；此外，可用拇指和示指轻捏婴幼儿双颊，使之吞咽。③注意不要让婴幼儿完全平卧或在其哭闹时喂药，喂药时最好抱起婴幼儿或抬高其头部，不可以捏住鼻子强行灌药，以防呛咳。④应在喂奶前或两次喂奶间喂药，以免因服药时呕吐将奶吐出引起误吸。

（4）对于幼儿及学龄前儿童服药：①可以使用药杯给药，用坚定的语气及儿童能听懂的语言解释服药目的，给药后及时表扬其合作行为并可奖励贴纸。②3岁以上的患儿可训练其自动吞咽药片，鼓励和训练其自行服药，并给予其较多自主性与控制感，如可选择吞药丸或磨成粉末。如选择吞药丸，可协助患儿将药丸置于舌根，以利于吞咽。③勿将药物当成糖果欺骗，以免患儿不信任照护者或造成误服危险。

（5）青少年服药与成人相似，应尊重其隐私权，并说明服药目的和药物不良反应，须确定服药完成方可离开。

二、感染性腹泻

（一）定义

感染性腹泻是由病原微生物及其产物或寄生虫所引起的、以腹泻为主要临床特征的一组肠道传染病。病原体主要包括细菌、病毒、寄生虫和真菌等。

（二）家庭护理措施（表12-16）。

表12-16　感染性腹泻家庭护理措施

		病种	轮状病毒感染和诺如病毒感染	伤寒	细菌性痢疾
隔离措施	管理传染源	潜伏期	24～48小时	7～14天	数小时至7天
		隔离时间	诺如病毒患者隔离至症状消失后3天方可复课。	伤寒患者需要隔离至体温正常15天，或临床症状消失后5～10天，大便培养2次阴性。	细菌性痢疾患者症状消失后7天或隔日一次大便培养，连续2～3次阴性。

隔离措施	切断传播途径	轮状病毒	在环境中不易自行失活，所以较易传播，可以被酚类、甲醛、氯灭活。	乙醇和部分含醇免洗洗手液没有灭活效果，但使用较高浓度含氯消毒剂可灭活。
		诺如病毒	不易灭活，在0～60℃的温度范围内可存活，可在物体表面存活2周，在水中存活2个月以上。	
		伤寒杆菌	对阳光和干燥抵抗力弱。	煮沸可立即杀灭伤寒杆菌，一般消毒剂可以灭菌。
		家属接触患者前后认真洗手，餐具/用具分开，煮沸消毒，对污染区域或物品进行消毒。		
		不随地大小便，接触患者排泄物要做好个人防护：戴手套、外科口罩，洗手，消毒等；患者纸尿裤、大便、呕吐物等用含氯消毒液消毒后处理；伤寒患者的小便也需消毒处理。		
		用纱布、抹布等一次性吸水材料蘸取有效氯浓度为5000～10000mg/L的消毒液完全覆盖污物，小心清除干净。		
		污物在有效氯浓度为5000mg/L的消毒液中浸泡30分钟后处理，厕所马桶可倒入足量的有效氯浓度为5000～10000mg/L的消毒液，作用30分钟以上。		
		拖把、抹布、盛放污物的容器等都必须用有效氯浓度为5000mg/L的消毒液浸泡消毒30分钟后彻底冲洗，才可再次使用。		
病情观察		观察大便次数、量和性状，注意精神状态、体重变化、皮肤弹性、尿量，有无眼泪及口渴，肛门有无糜烂等。		
		单纯多喝水无法达到补液效果时，可遵医嘱使用口服补液盐（ORS）。		
		若腹泻严重，伴随其他症状，应及时就医。		
饮食		母乳喂养者继续母乳喂养，减少哺喂次数和每次哺乳时间，暂停添加辅食。		
		人工喂养者可喂稀释奶、米汤或腹泻奶粉（止泻奶粉），少量多餐。		
		幼儿、儿童可选择少渣、少纤维素、不产气、易消化的流质或半流质饮食，忌食生冷及刺激性食物，少量多餐，注意水和盐的供给。		
		若腹胀，应减少牛奶和糖类。		
		恢复饮食时，切忌过量进食和不易消化饮食，逐渐增加饮食量。		
药物护理	口服补液盐	配置要求	需一次性配制好，如果患者一次喝不完，也不可只配置一部分，会影响配制液的浓度及渗透压，从而影响补液疗效。	
			配制好的口服补液盐溶液室温可保存24小时，注意避免食物、唾液等污染。	
		饮用要求	对于较小患儿可遵循少量多次的原则，隔几分钟喝一两口，每次喂5～10mL，直到喂够所需量。	
			如患儿呕吐，停10分钟后再慢慢喂；较大儿童和成人则可直接用杯子喝。	
			不可加入其他溶液，需加热时隔水温热或微波炉加热。	

续表12-16

药物护理	肠黏膜保护剂和吸附剂	作用	蒙脱石散可吸附肠道毒素和保护肠黏膜，非常安全，基本上不被人体吸收。
		配置要求	一袋粉剂要用50mL以内的水稀释。
			如水太多，会干扰止泻作用。
		使用要求	如出现便秘，减少剂量或停止服用。
			与其他药物合用时，间隔2~3个小时。
预防措施	饮食和饮水卫生		注意不接触污染的水和食物，避免生食海鲜，贝类海产品要煮透。餐具、用具高压、煮沸消毒。
	洗手习惯		饭前便后洗手，加工食品前洗手，乘坐公共交通工具后洗手，照顾婴幼儿时随时洗手。
	加强疫苗接种		口服轮状病毒疫苗安全性良好，有效保护率在70%以上。

（三）臀部护理

1.臀部护理操作流程（表12-17）。

表12-17 臀部护理操作流程

操作前准备	环境准备	光线明亮，温湿度适宜，环境温度24~26℃，可播放轻音乐，将孩子放在中央位置，防止坠床等意外。
	个人准备	手卫生。
	物品准备	温水（37~40℃）、水盆、温度计、湿巾纸、纸尿裤、护臀膏（腹泻严重患儿可以选择带鞣酸的护臀膏）、婴幼儿纸巾，围帘。
操作步骤		取下纸尿裤，检查患儿臀部皮肤情况。臀部如果大便残留物较多，可以先用湿纸巾清洁。
		用准备好的温水彻底清洗干净患儿臀部。清洗时，注意从前往后（会阴部到肛周）的顺序，防止交叉感染。女婴要注意会阴的清洁。
		用婴幼儿纸巾蘸取式擦干患儿臀部皮肤。
		擦护臀膏。如条件允许，可将患儿臀部敞开，保持皮肤通风干燥，注意保暖，防止受凉。
		换上新的纸尿裤。
		调整舒适卧位。

2.注意事项：

（1）温湿度适宜，环境温度24~26℃，温水温度控制在37~40℃。

（2）保暖，围帘遮挡，防止受凉；全程做好手卫生。

（3）臀部如果发红未破溃，注意擦护臀膏，保护臀部皮肤；若臀部皮肤已经破溃或者长皮疹等，应咨询医生，遵医嘱用药。

三、甲型病毒性肝炎

（一）定义

甲型病毒性肝炎（甲肝）是由甲型肝炎病毒（HAV）引起，以消化道传播为主，导致黄疸、肝脏损害的急性传染病，儿童易感，发病率较高，易于暴发流行，病程较短，多呈急性，绝大多数预后良好。患者及隐性感染者是传染源，以粪-口途径传播，主要通过被污染的粪便、食物、水源、物品等传播。任何年龄均可患本病，但主要为儿童和青少年。

（二）家庭护理措施（表12-18）

表12-18　甲型病毒性肝炎家庭护理措施

隔离措施	管理传染源	急性患者应消化道隔离至发病后3周，单独住一室，如不具备条件，安排患者单独睡一床。	
	切断传播途径	甲型肝炎病毒耐酸、耐碱、耐热，60℃ 1小时不能灭活，80℃持续加热5分钟或100℃持续加热1分钟，可以灭活，常需煮沸消毒，对紫外线及含氯消毒剂敏感。	
		排泄物的处理	不与家人共用马桶，尽量使用蹲便器，加强对患者使用的痰盂、便盆、马桶、蹲便器等接触肠道分泌物的器皿进行消毒，采用有效氯浓度为1000～2000mg/L的消毒液浸泡消毒30分钟。
			勿随地吐痰，排泄物应准确排泄在卫生间内，尽量用蹲便器。
			对不可避免的排泄物外露，应尽可能及时清理，避免污染附近水源、食物等。
		生活物品的管理	患者的物品如毛巾、毛绒玩具、衣物、床单被套等可采用日晒消毒或含氯消毒液浸泡消毒。
			可水煮的玩具、餐具等采用蒸煮消毒。
			家人不要与患者共用碗筷、水杯、漱口杯等，实行分餐制或使用公筷。
		伤口处不要接触到家人的皮肤及周围环境，用碘伏消毒伤口。	
休息	重型肝炎患者应绝对卧床休息。		
	无黄疸型肝炎，临床无明显症状者不强调卧床休息。		
	避免剧烈活动，发热、呕吐、乏力者应卧床休息。		
饮食	急性期应选择清淡、低脂、富含维生素及易消化的饮食。		
	恢复期给予充分的热量及高蛋白饮食。		
用药	遵医嘱按时用药。		

黄疸的护理		黄疸期间应卧床休息，注意观察黄疸的变化。
		清洁皮肤，剪短指甲，注意不要搔抓皮肤，以免皮肤破损引起感染和皮下出血。
		用温水清洗皮肤，忌用刺激性的洗浴用品。
预防措施	良好的卫生习惯	洗手对预防甲肝的传播非常有效，养成餐前便后洗手的习惯。
		共用餐具严格消毒，实行分餐制。
		不生食贝壳类水产品，避免摄入未煮沸的自来水和生食，食物煮熟后食用。
	保护易感人群	积极主动接种甲肝疫苗。
		接触者注射免疫球蛋白。

第五节　呼吸道传染病家庭防控操作规范

呼吸道传染病是指病原体存在于空气中的飞沫或气溶胶中，从人体的鼻、咽、气管和支气管等呼吸道侵入而引起的有传染性的疾病。

大部分的急性呼吸道传染病通过飞沫传播，主要通过感染者（传染源）咳嗽、打喷嚏和说话时传播。当这些含有病原体的飞沫在短距离（通常小于1m）空气范围内扩散，进入他人的眼结膜、嘴巴、鼻子、喉咙或咽喉黏膜时发生传染。但在特殊情况下，某些病原体也可通过接触传播（包括手污染导致传播），以及气溶胶近距离传播。

一、麻疹

（一）定义

麻疹是由麻疹病毒引起的急性呼吸道传染病，传染性强，易并发肺炎。麻疹患者是唯一传染源。

1. 直接传播：通过打喷嚏、咳嗽、说话借飞沫传播及直接接触传播（常见）。
2. 间接传播：通过衣物、被褥、玩具等接触传播（少见）。

（二）家庭护理措施（表12-19）

表12-19 麻疹家庭护理措施

隔离措施	管理传染源	严格呼吸道隔离。
		麻疹患者应隔离至出疹后5天，有并发症的患者隔离期应延长至出疹后10天。
		有麻疹患者接触史的易感者应隔离观察21天。
		家庭密切接触成员及时补种麻疹疫苗，尽量与患者分室居住。
		哺乳期妇女应暂停喂养婴儿，避免感染婴儿。
	切断传播途径	麻疹病毒对消毒剂、阳光、高温和干燥等的抵抗力较差，在空气流通的环境、阳光和高温等情况下丧失活力的时间为0.5小时。
		在室温下麻疹病毒的存活时间仅为2小时，56℃则存活时间为30分钟，但在空气飞沫中存在几小时仍有感染性。
		房间每天通风换气，通风时注意保暖，避免直吹风，并行空气消毒。
		患者的衣被、玩具曝晒或用含氯消毒液、过氧乙酸消毒。
		照护者接触患者应洗手，更换隔离衣。
病情观察		出疹期如透疹不畅，则疹色暗紫，及时到医院就诊。
		患者出现持续高热、咳嗽加剧、鼻翼扇动、喘憋、口唇发绀，为并发肺炎的表现，及时到医院就诊。
		患者出现频咳，声嘶，甚至犬吠样咳嗽，吸气样呼吸困难，三凹征，为并发喉炎的表现，及时到医院就诊。
		患者出现嗜睡、惊厥、昏迷，为脑炎的表现，及时到医院就诊。
合理用药		合并细菌感染时，遵医嘱使用有效的抗生素。
饮食护理		饮食应以易消化、营养丰富、多水分的流食及半流食为主。
		注意补充水分，摄入母乳、牛奶、豆浆、粥、面片、果汁、菜汤等。
		退热后，加鸡蛋、豆制品、蔬菜、水果等，逐渐恢复正常饮食。
发热护理	发热时	需兼顾透疹，在前驱期尤其是出疹期，如体温不超过39℃不予处理。
	降温时	体温骤降可引起末梢循环障碍而使皮疹突然隐退。
	高热时	可用温水浴降温。
		慎用退热剂，如体温过高，为防止惊厥，可给予物理降温和小剂量退热剂，使体温略降为宜。
皮肤、黏膜护理	眼部护理	室内光线不宜太强。
		炎性分泌物多，可用生理盐水清洗，或根据医嘱使用适当的眼药。
		不要用脏手或不干净的手绢揉擦。
	口腔护理	发热、口腔黏膜斑、食欲减退、进食量减少等，均会增加口腔感染机会，让患者早、晚、饭后清洁口腔，定时用淡盐水漱口，增加饮水次数以保持口腔清洁、舒适。

续表12-19

皮肤、黏膜护理	皮肤护理	及时更换干净衣物，用温湿软毛巾轻拭皮肤，并及时擦干。
		让患者尽量不要抓挠，小儿用棉袜套住双手以免抓破皮肤导致感染。
		保持床单整洁干燥和皮肤清洁，及时评估透疹情况。
		如出疹瘙痒，遵医嘱给予外用药涂擦，切忌抓伤皮肤引起感染。
	耳鼻护理	防止呕吐物或眼泪流入耳道导致中耳炎，保持鼻腔清洁通畅。
预防措施	预防为主，防治结合	接种麻疹疫苗是预防麻疹最有效的手段。
		接触麻疹患者后5天内采用被动免疫，如注射免疫血清蛋白预防发病。
		建议8个月以下及体质差的高危患儿进行预防性治疗。

二、水痘

（一）定义

水痘是由水痘-带状疱疹病毒（VZV）感染引起的急性传染性皮肤病，多见于儿童。水痘患者是唯一的传染源。水痘主要通过呼吸道飞沫传播，但疱液内病毒含量高，可直接接触传播和通过接触被污染的用具间接传播。病后可获持久免疫力。

（二）家庭护理措施（表12-20）

表12-20 水痘家庭护理措施

隔离措施	管理传染源	严格居家隔离。
		病初采取呼吸道隔离，有疱疹者还应该采取接触隔离，需隔离至全部皮疹干燥结痂为止。
		易感者接触后应隔离观察3周。
		防止未发水痘人员探视。
	切断传播途径	水痘-带状疱疹病毒对外界抵抗力弱，不耐热和酸，在痂皮中不能存活，对紫外线和消毒剂均敏感。
		勤通风，日常生活用品单独使用，穿过的衣物单独清洗。
		对被患者飞沫或皮疹污染的空气、被褥、衣服和用具进行彻底消毒。
		患者的鼻涕、脱落的痂皮要用卫生纸包上用火烧掉或用含氯消毒液浸泡后丢弃。
		餐具要煮沸消毒，玩具、家具、地面可用含氯消毒液擦洗消毒，被褥、衣服及其他不能擦洗煮沸的东西，可在阳光下曝晒4~6小时。
		患者及接触患者的照护者最好戴口罩，皮肤护理后用流动水加肥皂液洗手。
休息		本病具有自限性，以对症治疗为主，无需特殊处理。患者多卧床休息，保持休息环境温湿度适宜。
饮食		多饮水，进食易消化的清淡食物，不吃辛辣刺激性、易引起过敏的食物及热性的食物。

皮肤护理	衣物	保持皮肤清洁、干爽，穿宽松、柔软、舒适的衣物，减少皮肤摩擦，以防刺激皮损。
		夏季尽可能暴露水疱部位，减少出汗，促使皮疹干燥结痂。
		冬季不宜穿紧身的衣裤，防止穿脱时拉破水疱。
	皮肤用药	本病会有痛感和奇痒。
		瘙痒明显者可局部应用炉甘石洗剂，也可服用阿司咪唑（息斯敏）。
		如患者瘙痒难以忍受，可以用无菌棉签轻轻擦拭疱疹。
		疱疹结痂后应让其自行脱落，不要强行撕脱。
		破溃的水痘可外涂抗生素软膏预防感染。
	不要认为水痘出得越多越好，而一味地给患者吃透表发疹的药，这样做会导致患者全身水痘密集，使病情加重，患者会感到奇痒难忍、烦躁不安，甚至用手去抓，轻者会留下瘢痕，重者可能造成感染。	
	剪短指甲，避免指甲抓挠疱疹处皮肤。	
口腔护理	注意清洁卫生，多喝水，用淡盐水漱口。	
	较小的婴儿可用棉签沾湿淡盐水清洁口腔。	
	已有口腔溃疡者可用儿童型开喉剑等喷雾喷口腔患处。	
	维生素E滴剂涂抹口唇，防止口唇干裂。	
发热护理	卧床休息至热退，症状减轻。	
	体温在38℃以下可不用退热药，多喝水。	
	体温达38.5℃以上可口服少量退热药。	
	体温高达39°以上时可在头部或大动脉行走处加用冰袋冷敷降温，时间不超过30分钟。	
	忌"捂汗退热"，忌用阿司匹林退热。	
病情观察	如发现患者精神差、高热不退、嗜睡、皮肤红肿、咳喘、呕吐、头痛、烦躁不安、惊厥等，要及时就医。	
预防措施	接种疫苗预防感染，有效率达到80%。	
	没有水痘史的儿童、青少年、成人均建议及时进行疫苗接种。	
	易感人群在接触水痘患者后，注射免疫球蛋白。	

三、猩红热

（一）定义

猩红热是一种急性呼吸道传染病，由A组β型溶血性链球菌引起。猩红热患者和带菌者为主要传染源，主要通过空气飞沫传播，也能通过皮肤伤口或产道感染，或是被细菌污染的食品或用具感染。人群普遍易感，以儿童最为常见。

（二）家庭护理措施（表12-21）

表12-21 猩红热家庭护理措施

隔离措施	管理传染源	采取居家呼吸道隔离。
		至咽拭子培养阴性3次，且无化脓性并发症出现可解除隔离（自治疗之日起不少于7天）。
	切断传播途径	A组β型溶血性链球菌也称化脓性链球菌，加热56℃ 30分钟及一般消毒液均可灭活。
		接触患者需戴口罩，常通风换气，餐具单独使用，煮沸消毒。
		用过的衣物、被褥、毛巾、玩具可通过曝晒、煮沸或消毒液来消毒。
		痊愈后进行一次彻底消毒。
休息和治疗		室内保持安静，患儿应注意卧床休息，不要与其他儿童接触。
		抗生素治疗必须足程足量。
饮食		清淡饮食，多吃富含蛋白质和维生素的食物，以流质为主，少渣，蔬菜和水果可做成菜汤、蔬菜汁、水果汁食用，少量多餐。
皮肤护理		应避免抓挠皮肤瘙痒处，防止感染。
		剪短指甲，做好清洁。
		着宽松、棉质、柔软的衣物，床单、被褥保持清洁，用温水洗澡。
		皮疹有脱皮时须用剪刀及时剪掉，不能手撕，可涂凡士林、炉甘石或石蜡油，避免感染。
咽痛护理		保持口腔清洁，鼓励多饮水或用温盐水漱口。
		选择温凉流质饮食，避免刺激性食物及饮料。
病情观察		注意观察有无眼睑水肿、尿量减少及血尿等。
预防措施		对密切接触者观察7天，遵医嘱用药。
		加强个人卫生和环境卫生。

四、 流行性腮腺炎

（一）定义

流行性腮腺炎是由腮腺炎病毒引起的急性呼吸道传染病，俗称"痄腮""衬耳寒"。

早期患者（腮腺肿大前6天至肿大后9天）和隐性感染者均具有传染性，在唾液中通过飞沫传播。5～15岁为好发年龄，感染后可获得持久免疫力。

（二）家庭护理措施（表12-22）

表12-22　流行性腮腺炎家庭护理措施

隔离措施	管理传染源	无并发症患者一般居家隔离，单住一室。
		采取呼吸道隔离，至少21天，待症状完全消失后解除隔离。
		经医院检查确定彻底痊愈方可解除隔离。
	切断传播途径	腮腺炎病毒抵抗力弱，对物理和化学因素敏感。加热至56℃即可灭活。含氯消毒液可在2~5分钟内将其灭活。
		每天开窗通风或空气消毒。
		患者用过的食具应煮沸消毒。
		衣物、物品可用含氯消毒液浸泡消毒或阳光曝晒。
口腔护理		口腔分泌物增加，多喝温水，保持口腔清洁，有利于体内毒素排出。
		饭后及睡前用淡盐水漱口，清除口腔及牙齿上的食物残渣，以防止继发细菌感染。
饮食		采用流质或半流质饮食，尽量避免进食酸性、干硬食物，以免因咀嚼和唾液分泌使疼痛加剧。
疼痛护理		中药外敷减轻肿胀，疼痛较重时可用镇痛药。
病情观察		肿胀疼痛、发热等症状加重，或出现头痛、呕吐、呼之不应、睾丸肿胀等，应立即就医。
预防措施		流行期间避免去公共场所或人员聚集的地方。
		出入戴口罩，对易感者可预防性接种疫苗。

五、流行性感冒

（一）定义

流行性感冒简称流感，是由流感病毒引起的急性呼吸道传染病。患者和隐性感染者均为传染源，病毒可从鼻涕、唾液、痰液等分泌物排出。其主要通过呼吸道飞沫传播，也可直接或间接接触黏膜、分泌物、体液和污染的物品传播。

（二）家庭护理措施（表12-23）

表12-23　流行性感冒家庭护理措施

隔离措施	管理传染源	采取呼吸道隔离，隔离患者1周或至主要症状消失。
		症状轻的患者居家隔离。
		若患者持续高热不退或有高热惊厥史，应及时到医院就诊，避免病情恶化。

续表12-23

隔离措施	切断传播途径	流感病毒不耐热，56℃ 30分钟、100℃ 1分钟即失去致病力，对酸、乙醇、漂白粉、紫外线等均敏感。
		每天开窗通风或空气消毒。
		患者用过的餐具应煮沸消毒。
		衣物、物品可用含氯消毒液浸泡消毒或阳光曝晒。
口腔护理		保持口咽、鼻腔清洁，早晚刷牙。
		进食后以淡盐水或温开水漱口，防止继发感染。
		如患者不配合刷牙及漱口，可适当喂温开水，达到冲洗口腔的目的。
饮食		发热期宜多饮水，给予清淡、易消化、富含维生素的流质或半流质饮食。
病情观察		若有高热不退、咳嗽、咳痰、呼吸急促、发绀等肺炎症状，应立即就医。
预防措施		预防流感的基本措施是接种疫苗。
		流行期间减少公众集会和集体活动。
		咳嗽、喷嚏时应使用纸巾。
		经常彻底洗手，避免用脏手接触口、眼、鼻。

六、百日咳

（一）定义

百日咳是一种由百日咳鲍特杆菌引起的急性呼吸道传染病，患者症状以阵发性痉挛性咳嗽伴有深长的"鸡鸣"样吸气性吼声为特征，如未得到及时有效的治疗，病程可迁延数个月。患者、隐性感染者和带菌者是传染源，以病初1～3周传染性最强。其主要通过呼吸道飞沫传播，家庭内传播多见。学龄前儿童易感，婴幼儿特别是6个月以下婴儿易感性最高。

（二）家庭护理措施（表12-24）

表12-24　百日咳家庭护理措施

隔离措施	管理传染源	采取呼吸道隔离，隔离至病后40天或痉挛性咳嗽30天。
		有接触史的易感者应隔离21天。
	切断传播途径	百日咳鲍特杆菌对外界抵抗力弱，不耐干燥，加热60℃ 15分钟即死亡，对紫外线及常用消毒液十分敏感。
		房间通风，接触患者戴口罩，接触前后洗手，餐具等煮沸消毒。
		用过的衣物、被褥、毛巾、玩具可通过曝晒、煮沸或消毒液来消毒。

休息	室内保持安静，温湿度适宜。
	注意避免诱发痉挛性咳嗽的因素。
	痉挛性咳嗽频繁、体质虚弱及有并发症者应卧床休息。
饮食	给予营养丰富、易消化、高维生素、较浓稠的饮食，如稠米粥、面条、菜泥、蒸鸡蛋等，上述饮食不需长时间咀嚼，不久留于胃内。
	食物温度要适宜，少量多餐，进食不可过急或强迫，以免引起呕吐。
口腔护理	保持口腔清洁，每天口腔护理3～4次，呕吐后应及时漱口。
	舌系带溃疡时，可用过氧化氢溶液洗净溃疡面，动作应轻柔，再涂以冰硼散。
痉挛性咳嗽护理	可轻叩患者背部，促进排痰。
	应特别注意痉挛性咳嗽后长吸气或呕吐时，分泌物及呕吐物易呛入呼吸道发生吸入性肺炎甚至窒息。
	半岁以下患儿常突然发生窒息，必须专人守护。
病情观察	观察痉挛性咳嗽情况，如痉挛性咳嗽次数、发作表现、严重程度及有无痉挛性咳嗽发作诱因。
	观察排痰情况，呕吐次数、量及性状。
	观察有无呼吸暂停等表现。
预防措施	预防百日咳的重要手段是接种百日咳疫苗。
	未接种疫苗的体弱婴儿有接触史时，可注射免疫球蛋白。
	对患者的痰及口鼻分泌物进行消毒处理。

七、肺结核

（一）定义

结核病是由结核分枝杆菌引起的慢性传染病，可侵及许多器官，以肺部结核感染最为常见。活动性肺结核患者是主要传染源。其主要通过咳嗽、喷嚏、大笑、大声说话时把含有结核分枝杆菌的微粒排到空气中而传播。飞沫传播是肺结核最重要的传播方式。

（二）家庭护理措施（表12-25）

表12-25　肺结核家庭护理措施

隔离措施	管理传染源	对活动性肺结核居家呼吸道隔离，症状消失后连续3次痰培养结核菌属阴性可解除。
	切断传播途径	结核分枝杆菌的抵抗力较强，在室内阴暗潮湿处能存活半年。
		结核分枝杆菌在阳光直接照射下2小时死亡，紫外线照射10~20分钟死亡，70%乙醇接触2分钟可灭活。
		结核分枝杆菌对酸、碱等有较强的抵抗力，湿热的杀菌力较强，80℃ 5分钟，煮沸1分钟即可杀死。
		痰内黏蛋白在菌体周围形成一保护层，射线和消毒剂较难穿透，可采用含有效氯20000mg/L的消毒液，按照2份消毒液、1份分泌物和（或）排泄物，混合搅拌后静置2小时可消毒。
		正确佩戴口罩，单独居住，开窗通风每次不少于30分钟。
		咳嗽时要用手或纸巾遮盖口鼻，将痰液吐在加盖的容器内。
		指导年长儿注意个人卫生，严禁随地吐痰，不面对他人咳嗽或打喷嚏。
		对患者玩具、餐具、衣物等进行消毒处理，可煮沸15分钟，也可用含有效氯1000~2000mg/L的消毒液浸泡1~2小时。
		清除污染源，关闭门窗，在无人的情况下，采用含有效氯1000~2000mg/L的消毒液或浓度为2000mg/L的过氧乙酸消毒液，配合专用气溶胶雾化器，用量为200~300mL/m^2，喷雾消毒，作用30分钟。
	休息	保证足够睡眠，适当户外活动，避免受凉。出汗多者加强皮肤护理。
饮食护理	高热量	结核病对身体的消耗极大，患者需要摄入比一般人更多的热量。
	高蛋白质	每天保证摄入充足的优质蛋白质，有益于结核病灶的愈合和身体康复，如肉类、豆类、蛋类、奶等。
	高维生素、高膳食纤维	新鲜的蔬菜、水果是维生素及膳食纤维的主要来源。
		鼓励患者多食苹果、橙子、梨、香蕉、草莓、樱桃、木瓜等水果，多吃大白菜、芹菜、菠菜、黄瓜、南瓜、胡萝卜等蔬菜。
用药指导及观察		坚持全程用药是治愈结核的关键。
		定期复查肝肾功能、尿常规。
		若服药过程中出现手足发麻、震颤、关节痛、视物模糊、听力下降等需及时复诊调整用药。
预防措施		接种卡介苗。
		避免交叉感染，患者减少与他人接触，不要到公共场所去，结核病患者最好去传染病医院定点隔离。
		肺结核患者家庭成员为密接高危人群，定期体检，加强健康教育，有症状应主动就医。

第六节　血液体液传染病家庭防控操作规范

血液体液传染病是指病原体存在于携带者或患者的血液或体液中，通过应用血制品及其污染的医疗器械、不洁注射、分娩或性接触等传播的疾病，包括乙型病毒性肝炎、艾滋病、梅毒等20多种疾病。

一、乙型病毒性肝炎

（一）定义

乙型病毒性肝炎（乙肝）是由乙型肝炎病毒（HBV）引起的以肝脏损害为主的全身性传染病。患者及乙肝携带者为传染源。患者几乎所有的体液均可测出乙肝病毒，但血液病毒含量较高。其传播方式包括母婴传播、不洁注射、性接触传播、医源性传播。人群普遍易感。

（二）家庭护理措施（表12-26）

表12-26　乙肝家庭护理措施

隔离措施	管理传染源	采取血液和体液隔离，隔离至肝功能正常，病原学标志阴性。
	切断传播途径	HBV的抵抗力很强，对热、干燥、紫外线和一般消毒剂均能耐受。100℃ 10分钟才能灭活，高压蒸汽消毒、0.5%过氧乙酸、3%漂白粉、0.2%苯扎溴铵（新洁尔灭）可灭活。
		避免接触患者血液、体液，家人之间不要共用剃刀、牙刷。
		进餐时应分餐或者使用公筷。
		尽量使用无接触的蹲便器，同时乙肝患者应注意不要随地吐痰，养成良好的生活习惯。
休息		急性期患者应充分卧床休息，保持情绪稳定。
		黄疸消退、症状减轻后可逐渐增加活动。
		症状消失、肝功能恢复正常后应继续休息2~3个月。
		病情稳定后可回校学习，但应避免剧烈运动和过度劳累。
饮食		急性期饮食注意膳食平衡，多食富含碳水化合物、蛋白质、维生素的清淡易消化饮食。
		避免暴饮暴食，控制脂肪和糖的摄入，减轻肝脏负担。
		禁止饮酒，减少肝脏损害，不吃"垃圾食品"。

预防措施	普通新生儿普种乙肝疫苗。
	接触者预防性注射免疫球蛋白进行被动免疫。
	针灸、拔牙等医疗操作到正规医疗机构。
	若孕妇产前检查是HBV携带者，在分娩前3个月每月注射乙肝免疫球蛋白。
	高危新生儿出生后开始主动免疫（疫苗接种）和被动免疫（注射乙肝免疫球蛋白）联合，阻断母婴传播。

二、梅毒

（一）定义

梅毒是由苍白密螺旋体感染引起的一种慢性、全身性传染病。梅毒患者是传染源，主要通过性传播接触、母婴传播和血液传播。

（二）家庭护理措施（表12-27）

表12-27　梅毒家庭护理措施

隔离措施	管理传染源	接触隔离。
	切断传播途径	及时发现、及时彻底治疗，按时随访。
		室内开窗通风，患者接触物品、生活区域等需用含氯消毒液浸泡30分钟后再处理。
		被褥等日光曝晒或紫外线消毒。
		照护者接触患者应穿隔离衣、戴手套等，严格洗手及手消毒。
		对患者呼吸道分泌物、大便的消毒方法：在容器或马桶内放入含氯消毒液。
皮肤、黏膜护理		观察皮肤、黏膜损害部位、大小、颜色、有无破溃等。
		剪短指甲，避免搔抓。
		避免用肥皂、沐浴露清洁皮肤，以免刺激皮肤。
		眼部分泌物多者，用生理盐水棉球擦拭，再滴抗生素眼液。
		室内光线宜暗，减少刺激。保持口腔清洁。
防止关节脱位及骨折		了解四肢长骨情况（X线检查），将患者肢体置于功能位，进行各种操作时动作轻柔，避免强硬牵拉。
		哭闹、烦躁不安时，应检查全身情况。
用药护理		应用青霉素治疗后，注意有无赫氏反应：高热、寒战、心率增快、烦躁、呕吐、腹泻、皮损加重等。随着治疗的继续，上述反应消失或缓解。

	产前第一次检查，对患梅毒的妇女进行充分治疗，可防止胎儿受累。
	成人避免不洁性交，不与他人共用私人物品，如内衣、浴缸、浴巾等。
预防措施	在公共区域避免使用公共马桶、泳衣等，尽量不用公共洗衣机。
	坚持正规治疗及定期复查，梅毒是可以治愈的，严格遵医嘱服药，避免病情恶化，做好个人卫生与隔离，防止疾病扩散传播。
	治疗结束后遵医嘱定期追踪观察血清学结果。

（三）皮肤护理

1.目的：保持皮肤清洁、干燥，观察皮肤皮疹情况。

2.操作流程（表12-28）。

表12-28　梅毒患者皮肤护理操作流程

操作前准备	环境准备	温度适宜，空气清新，光线明亮。
	人员准备	患者排空大小便，操作者洗手。
	物品准备	盆内盛34℃温水2/3满，棉签、皮肤用药、小毛巾2张、大浴巾、清洁衣裤，小婴儿准备纸尿裤。
操作步骤		携用物至患者床旁，给予解释安抚。
		松被盖、衣服，患者平卧，协助脱去近侧衣袖，漏出近侧上肢及胸部，松裤带（有纸尿裤的患者不取纸尿裤），下垫大浴巾。
		将温水浸湿的小毛巾拧至半干，手套式缠于手上。
		以离心方向进行轻轻拍拭，顺序：颈外侧、上臂外侧、手背，再从侧胸、腋窝、上臂内侧到手掌。擦毕，用大浴巾拭干皮肤。
		同法拍拭另一侧上肢。
		侧卧漏出背部，下垫大浴巾。
		用同样手法自颈下、背、臀部拍拭，浴巾拭干皮肤，更换衣服。
		协助脱去裤子，漏出下肢，下垫大浴巾，擦拭顺序：一侧大腿外侧、腹股沟、大腿内侧、内踝、足背，大腿后侧、腘窝、足跟。
		同法擦拭对侧。擦拭完毕，用大浴巾擦干皮肤，更换裤子。
		若为穿纸尿裤的婴儿，给予臀部护理。
	操作后	清洁整理后物归原位，洗手。安顿好患者，使其感到舒适。

3.注意事项：

（1）疱疹已破溃、有继发感染者，局部用抗生素软膏。

（2）臀部有皮疹的患儿，保持臀部清洁、干燥，及时清理患儿的大小便。

（3）药膏涂擦于手、足、臀部皮肤的皮疹处，每天3~4次。

三、艾滋病

获得性免疫缺陷综合征（AIDS，又称艾滋病）是由人类免疫缺陷病毒（HIV）引起的一种慢性而致命的传染病。已被HIV感染、出现或未出现艾滋病临床表现的患者是传染源。对婴幼儿而言，患有艾滋病或处于无症状HIV携带状态的妊娠妇女或哺乳期的母亲是重要传染源。艾滋病的传播方式有性接触传播、血液传播以及母婴传播，性接触传播是最主要的传播途径。母婴传播可在妊娠期发生（宫内感染），也可在分娩过程中以及哺乳期发生。艾滋病的防治和护理措施见表12-29。

表12-29 艾滋病的防治和护理措施

隔离措施	管理传染源	应在执行血液/体液隔离的同时实施保护性隔离。
		家属要监督感染者按时服药，定期到医院复查。
	切断传播途径	HIV煮沸20分钟可以迅速灭活，75%乙醇、10%漂白粉、0.3%过氧化氢、过氧乙酸等消毒剂处理10分钟可灭活。
		不与他人共用注射器、刮胡刀、剃刀、牙刷等。
		手上有创伤、皮肤病（包括湿疹、皮炎等）时，最好不要去照顾患者或感染者。如确有必要接触沾有分泌物、排泄物等的物品，要戴橡皮手套，直接接触时应及时消毒被污染部位。
		所有污物和分泌物、排泄物应严格消毒处理。
		患者或感染者的衣物勿与家人衣物相混，应分开洗涤，有血液或排泄物污染的衣物应先消毒，再洗涤。
		不要与艾滋病患者或感染者发生性接触，夫妻间性生活应该使用避孕套；与患者和感染者有性接触者应定期到医院做临床和血清学检查。
		握手，接吻，共餐，在同一房间或办公室，接触电话、门把、便具，接触汗液或泪液等都不会感染艾滋病。
休息		急性期卧床休息，以缓解症状；无症状者可以照常工作，但应避免过度劳累。
		监测患儿的生长发育状况，防止各种感染的发生。
防止各种机会性感染		避免与猫、狗等可能携带弓形虫的动物接触或接触后彻底洗手。
		避免生食肉、蛋及进食未熟透的肉食，防止弓形虫感染。
		注意饮食卫生，饭前便后洗手，加强人畜粪便管理，防止污染食物和水源。
用药护理		抗病毒药物不能根治，需坚持终生用药，保证剂量、疗程和执行方案，观察疗效及不良反应。
		常见不良反应包括胃肠道反应、粒细胞减少、周围神经炎、贫血及转氨酶升高等，用药过程中定期复查血常规、肝功能等。
饮食		患者常营养不良、消瘦，给予高热量、高维生素、高蛋白、易消化饮食。
		少量多餐。
		对呕吐者饭前给予止吐药。

皮肤护理	对长期腹泻患者加强肛周皮肤护理。
预防措施	感染艾滋病的妇女不宜怀孕。若要怀孕，备孕之前一定要到正规医院咨询并做好母婴阻断。
	抗病毒药物+产科干预+人工喂养的综合干预措施是预防HIV母婴传播的最为有效的措施。
	要注意性接触传播的可能性。
	建议使用预防药物。
	使用安全套来避免传播。
	洁身自爱，遵守性道德。

（蒋凤碧　卢瑞鸽　曾莉娟）

第十三章

其他操作

第一节 体温测量

一、相关定义

体温过高指身体体温升高超过正常范围。

二、目的

1. 判断体温有无异常。
2. 动态监测体温变化。
3. 协助诊断，为预防、治疗、康复、护理提供依据。

三、测量流程（表13-1）

表13-1 体温测量流程

操作步骤	30分钟内若有运动、进食、冷热饮、冷热敷、洗澡、坐浴、灌肠等，应稍休息后再测量。
	检查体温计有无破损，水银柱是否在35℃以下。
	擦干腋窝汗液。
	体温计水银端放于腋窝正中，紧贴皮肤，手臂贴胸夹紧。测量时间5~10分钟。
	取出体温计读数，将体温计擦干净并将水银柱甩在35℃以下妥善保存。

四、注意事项

1. 1岁以内较胖的婴儿，适合测颌下颈温。将体温计放于颌下颈部皮肤皱褶处测量10分钟。

2. 不方便测量颈部、腋下的，可以测量腹股沟温。让小儿侧卧，体温计水银端放于腹股沟中点处，大腿靠近腹部，将体温计紧贴皮肤测量10分钟。

3. 婴幼儿不测量口温以免咬断体温计。

4. 肩关节受伤或消瘦夹不紧体温计者不适合测量腋温。

5. 婴幼儿测量体温时应一直有人守护，防止意外。

6. 体温可随昼夜、年龄、性别、活动、药物等出现变化，一般不超过0.5~1.0℃。一般而言，腋下温度超过37℃，或一昼夜体温波动在1.0℃以上为发热。发热可划分为：低热，37.0~38.0℃；中等热，38.1~39.0℃；高热，39.1~41.0℃；超高热，41.0℃以上。

7. 若不慎咬破体温计，立即清除玻璃碎屑，以免损伤唇、舌、口腔、食管、胃肠道；口服蛋清或牛奶，以延缓汞的吸收。

第二节　脉搏测量

一、相关定义

由于心脏收缩和舒张，动脉内的压力和容积发生变化，导致动脉管壁产生有节律的搏动，动脉管壁在心脏收缩时扩张，在心脏舒张时回缩，就是脉搏。每分钟脉搏搏动的次数就是脉率。

二、目的

1. 判断脉搏有无异常。
2. 动态监测脉搏变化。

三、测量流程（表13-2）

表13-2　脉搏测量流程

操作步骤	剧烈运动、哭闹者应休息20分钟后再测量。
	卧位或坐位，手腕伸展。
	测量者以示指、中指指端按压在桡动脉（手腕腕横纹大拇指一侧）处测量30秒，按压力量适中（若手腕不方便，其他靠近骨骼能摸到的大动脉均可测量，如足背动脉、肘部肱动脉等）。
	计数乘以2得出每分钟脉搏次数。

四、注意事项

1.拇指的动脉搏动比较强，容易和小儿的脉搏混淆，因此测量者不用拇指测量。

2.浅表、靠近骨骼的大动脉均可作为测量脉搏的部位。

3.出生到1个月婴儿的脉搏范围为70～170次/分，1～12个月婴儿的脉搏范围为80～160次/分，1～3岁婴儿的脉搏范围为80～120次/分，3～6岁幼儿的脉搏范围为75～115次/分，6～12岁儿童的脉搏范围为70～110次/分。

4.测脉率时，应同时注意脉搏节律、强弱等情况。

第三节　呼吸测量

一、相关定义

身体在新陈代谢过程中需要不断从外界环境中吸入氧气，并把身体产生的二氧化碳排出体外，这个过程称为呼吸。年龄越小，呼吸频率越快。

二、目的

1.判断呼吸有无异常。

2.动态监测呼吸变化。

三、测量流程（13-3）

表13-3　呼吸测量流程

操作步骤	剧烈运动、哭闹者应休息20分钟后再测量。
	卧位或坐位，处于舒适位置。
	观察呼吸次数30秒，腹部一起一伏以一次呼吸计数，可观察呼吸的深度、节律、声音等和平时是否一致，是否有呼吸困难。
	计数乘以2得出每分钟呼吸次数。

四、注意事项

1. 呼吸受意识控制，测量前不必告知，以免紧张影响测量值。
2. 婴儿应测量1分钟。

第四节　血压测量

一、相关定义

血压是指在血管内流动的血液对单位面积血管壁的侧压力，心脏收缩时为收缩压，心脏舒张末期为舒张压。血压可分为动脉血压、静脉血压、毛细血管压，我们一般所说的血压是指动脉血压。身体不同部位测量的血压略有不同，正常血压一般是以肘部肱动脉血压为标准。

二、目的

1. 判断血压有无异常。
2. 动态监测血压变化。

三、测量流程（表13-4）

表13-4 血压测量流程

操作步骤	剧烈运动、哭闹者应休息20分钟后再测量。
	取仰卧位或坐位，处于舒适位置。若上臂衣服过厚影响测量，需要脱袖。坐位时手臂放置位置与心脏同高，卧位时手臂平放于身侧。
	打开血压计，垂直放稳，开启水银槽。
	排出袖带内剩余空气，在肘窝上2cm处缠绕袖带，用手指试松紧度，以能放进一指为宜。将听诊器放于肘窝动脉搏动明显处，用手指固定。充气后能听到动脉搏动的声音，当声音消失后再继续充气升高30mmHg左右。缓慢放气，观察水银刻度并听诊动脉搏动的声音。听诊到第一声动脉搏动声音时的刻度值即为收缩压，继续放气，动脉搏动声音突然变弱或消失时的刻度值即为舒张压。
	休息2分钟后，再按照上述步骤测量血压，取2次测量值的平均值。
	测量完毕，将袖带排气，右倾血压计45°，水银全部回槽后关闭开关，整理血压计。

四、注意事项

1. 水银血压计计数可靠，电子血压计方便，但血压计袖带要合适才能测得准确值，袖带气囊至少包裹上臂80%以上。

2. 长期监测血压值，最好是同一时间段、同一血压计、同一体位、同一部位测量。

3. 袖带缠绕手臂太紧，会使血压测量值偏低；袖带缠绕手臂太松，会使血压测量值偏高。

4. 首次应测量双上臂血压，之后测量较高读数一侧的上臂血压进行监测。

第五节　冷敷

一、相关定义

冷敷通过低于身体温度的物质作用于体表皮肤，通过神经传导引起部分血管收缩，改变体液循环和新陈代谢。

二、目的

通过低于人体温度的物质作用于体表皮肤，达到促进炎症消散和局限，减轻肾绞痛、胃肠痉挛痛、肌肉劳损等引起的疼痛，以及保暖等目的。

三、适应证

适用于禁忌证以外的发热、局部软组织损伤初期、压痛、鼻出血、炎症早期等。

四、禁忌证

冷敷禁用于大面积组织受损、病情严重、周围血管病变、动脉硬化、糖尿病、神经病变、水肿、慢性炎症或深部化脓病灶、破裂或有开放性伤口，禁用于对冷过敏、不耐受者。

冷敷慎用于昏迷、感觉异常、关节疼痛、心脏病、哺乳期胀奶，以及年老体弱者、婴幼儿等。

五、操作流程（表13-5）

表13-5　冷敷操作流程

操作步骤	室温适宜，避免对流风直吹。
	毛巾包裹冰袋。
	用于减轻疼痛、减轻充血或出血、控制炎症扩散时，将冰袋包裹毛巾后放于局部创伤部位；用于降温时，将毛巾放于额头、颈部、腋窝、腹股沟、腘窝等大血管流经处。
	时间小于30分钟，观察反应与降温情况。

六、注意事项

1. 冷敷禁忌部位：枕后、耳廓、阴囊处等易引起冻伤；心前区可导致反射性心率减慢、心房纤颤或心室纤颤及房室传导阻滞；腹部易引起腹泻；足底可导致反射性末梢血管收缩影响散热，或引起一过性冠状动脉收缩。

2. 观察冷敷部位局部情况，如皮肤色泽，防止冻伤。

3. 病情有异常者立即停止冷敷。

4. 因人体的防御反应，冷敷30～60分钟后血管会扩张，因此冷敷时间需小于30分钟。如需反复冷敷，中间需间隔休息1小时。

第六节 热敷

一、相关定义

热敷通过高于身体温度的物质作用于体表皮肤，通过神经传导引起部分血管舒张，改变体液循环和新陈代谢。

二、目的

通过高于人体温度的物质作用于体表皮肤，达到降低体温、减轻组织充血或出血、减轻组织肿胀引起的疼痛、降低神经末梢的敏感性而缓解疼痛、控制炎症扩散等目的。

三、适应证

适用于禁忌证以外的乳腺炎、腰肌劳损、胃肠痉挛等，也适用于年老体弱者、危重患者、末梢循环不良者的保暖。

四、禁忌证

热敷禁用于未明确疾病的急性腹痛，其可能因为减轻疼痛而掩盖真实病情；禁用于面部鼻唇之间的危险三角区感染，因其可能导致颅内感染或败血症；禁用于各种出血，因其会加重出血；禁用于软组织损伤或扭伤48小时内，因其可加重皮下出血、肿胀和疼痛；禁用于心、肝、肾功能不全，皮肤湿疹，急性炎症如中耳炎、结膜炎等，以及妊娠期（影响胎儿的生长）。

热敷慎用于麻痹、感觉异常者以及婴幼儿、老年人等，因其易造成烫伤。

五、操作流程（表13-6）

表13-6　热敷操作流程

操作步骤	室温适宜，避免对流风直吹。
	准备好50℃以下热水，灌入热水袋中或浸湿毛巾。
	对于促进乳腺炎等炎症的消散和局限，减轻肾绞痛、胃肠痉挛痛、肌肉劳损等引起的疼痛，将热水袋或热毛巾放于局部；用于保暖时，将热水袋或毛巾放于颈部、腋窝、腹股沟、腘窝等大血管流经处。
	时间小于30分钟，观察反应与保暖情况。

六、注意事项

1. 热敷禁用部位：金属移植物部位、人工关节、恶性病变部位、睾丸等。

2. 因人体的防御反应，热敷30～60分钟后血管会收缩，因此热敷时间需小于30分钟。如需反复热敷，中间需间隔休息1小时。

3. 使用过程中应防止烫伤。

第七节　床上洗头

一、目的

清洁头发，使患者感到舒适；去除头皮屑和污物，减少感染可能；按摩头皮，促进头部血液循环及头发新陈代谢。

二、适应证

适用于卧床休息不方便下床者。

三、禁忌证

禁用于病情危重患者、衰弱者。

四、操作流程（表13-7）

表13-7　床上洗头操作流程

操作步骤	室温适宜，避免对流风直吹。
	铺防水垫及大毛巾于床头（或床尾），保护床单等不被打湿。
	衣领内折，毛巾围于颈下，仰卧位，肩、背、腰、臀垫枕，头颈部下方放水盆，水盆中放置倒扣杯子，头枕部放于杯上，头部略低于肩部，注意安全。打湿头发，涂抹洗发液，指腹轻柔按摩头皮，揉搓头发，清洗干净。
	用毛巾略擦干头发后包裹，撤去水盆、垫物等，患者取舒适卧位后继续擦干或用吹风机吹干头发。

五、注意事项

1.病情危重患者、衰弱者不适合洗发。
2.洗发时间不宜过久，否则可能引起头部充血、疲劳。
3.洗发频率因人而异，头发油腻、感到不舒适时就可洗发。
4.操作中注意保暖，同时避免水溅入眼、耳。

第八节　床上擦浴

一、目的

清洁皮肤，使患者感到舒适；去除皮肤污垢，减少感染可能；促进血液循环，预防压疮。

二、适应证

适用于卧床休息不方便下床者。

三、禁忌证

禁用于病情危重患者、衰弱者。

四、操作流程（表13-8）

表13-8　床上擦浴操作流程

操作步骤	室温适宜，关闭门窗，避免对流风直吹。
	患者取舒适卧位，身体稍靠近床边，注意防坠床。
	脱下患者上衣，一条浴毯铺在身下，一条浴毯盖住身体。湿毛巾按顺序擦洗面部、颈部、上肢、胸部、腹部，擦拭时只裸露擦拭部位，其余部分遮盖保暖，擦拭后及时用干毛巾擦干。协助其侧卧位，背向操作者，按顺序擦拭后颈、背部、臀部后，及时用干毛巾擦干。长期卧床者给予背部按摩。
	穿上清洁上衣。
	患者平卧，脱下裤子后用浴毯盖住身体。依次擦洗踝部、膝关节、大腿后，及时用干毛巾擦干，清洗双足。轻柔擦洗会阴，擦干后穿上干净裤子。

五、注意事项

1. 注意保暖，保护受伤部位，控制室温，及时盖好浴毯。

2. 虚弱者注意擦拭时观察身体反应。

3. 背部按摩时，可以用少许按摩油，从骶尾部沿脊柱向上按摩至肩部，再从肩部沿背部按摩至臀部。

4. 擦拭时将毛巾折叠，可以保持毛巾温度。

5. 根据皮肤情况及习惯，使用浴皂，浴皂涂抹于湿毛巾上，使用浴皂后要多擦拭一遍。

6. 穿脱衣服时，若有肢体不便，应先脱健侧，先穿患侧。

第九节　常用卧位摆放

一、相关定义

卧位是休息和需要治疗、护理时采取的卧床姿势。

二、目的

因疾病限制需长期卧床的患者，容易出现精神萎靡、消化不良、便秘、压疮、坠积性肺炎等，因此需要帮助其定时变换体位，保持舒适和安全，减少长期卧位导致的并发症。

三、摆放流程（表13-9）

表13-9　常用卧位摆放流程

操作步骤	半卧位：患者仰卧，膝下垫枕，使下肢弯曲，头、肩、背部斜坡垫枕，使上半身斜坡成30°~50°。
	侧卧位：患者仰卧，操作者一只手托肩，另一只手托膝，将患者轻推向侧卧，患者背部、胸前双手间、双膝间放置软枕。检查各部位是否舒适安全未受压。
	俯卧位：患者仰卧，操作者一只手托肩，另一只手托膝，将患者轻推向侧卧，患者背部放置软枕保持体位，胸下、髋部放置软枕。操作者再一只手托肩，另一只手托髋，将患者放置于俯卧位，将背后软枕放置于踝下。检查各部位是否舒适安全未受压。

四、注意事项

1.变换体位时注意防止坠床。

2.根据身体状况及皮肤受压情况，确定翻身间隔时间，一般至少每2小时翻身一次。

3.若有管道，应在翻身前先妥善放置好管道，避免牵扯、脱落、受压。

4.足跟、外踝、骶尾部、肩胛部、后枕、耳后等骨突处易造成压伤，应在翻身过程中着重观察，用软枕保护。

第十节　轮椅运送

一、目的

轮椅运送可避免发生损伤，保证舒适与安全；也可帮助下床活动，促进血液循环和体力恢复。

二、适应证

适用于能坐起的人。

三、禁忌证

不能坐起者、危重患者、衰弱者。

四、运送流程（表13-10）

表13-10　轮椅运送流程

	轮椅靠近床，椅坐面朝向床，轮椅制动，翻起脚踏板头。
操作步骤	给患者穿外衣、袜子后，操作者一只手托肩，另一只手托臀，抱起患者放置在轮椅上坐稳（或操作者双手扶住腋下扶着患者坐上轮椅），穿上鞋子，放置好脚踏板。天气寒冷、风大时，用毛毯盖住保暖。
	观察确定无不适后，放松制动闸，进行运送。
	返回床上：运送结束后，操作者推送患者至床尾，轮椅背靠床，轮椅制动，整理床单位，帮助患者撤去毛毯，脱下鞋子，脱去外套。操作者一只手托肩，另一只手托臀，抱患者至床上，盖好被子使其感到舒适。

五、注意事项

1.运送过程中观察患者情况，保证舒适与安全。
2.遇到斜坡时，应倒向缓退轮椅，避免患者往前倾倒。

（吴优）

主要参考文献

［1］简小金，饶红英，王萍华，等.乳房保健操在初产妇中的应用效果［J］.中国当代医药，2020，27（17）：115-117，121.

［2］张金磊，彭玉华.3型子宫肌瘤宫腔镜切除术的可行性及患者生殖预后分析［J］.临床研究，2019，27（11）：16-18.

［3］席芸，胡文静.宫腔镜治疗子宫肌瘤的临床观察［J］.世界最新医学信息文摘，2019，19（87）：80-81.

［4］张帆.自我效能增强护理干预对乳头凹陷产妇乳头异常矫正及母乳喂养的影响［J］.全科护理，2020，18（16）：1933-1936.

［5］吴彩芳.综合护理干预对乳头凹陷产妇母乳喂养自我效能的影响［J］.当代护士（下旬刊），2015（9）：72-74.

［6］金荣，李芳，李婷婷.循证护理在乳头凹陷产妇母乳喂养中的应用［J］.当代护士（上旬刊），2018，25（9）：100-102.

［7］罗海丹，王智敏.产后乳头内陷患者提高母乳喂养的护理措施［J］.实用妇科内分泌杂志（电子版），2017，4（35）：141-142.

［8］路妍妍，高永梅，朴丽，等.信息动机行为技巧模型对乳头凹陷初产妇母乳喂养自我效能的影响研究［J］.护士进修杂志，2016，31（13）：1166-1168.

［9］彭敏，王孙亚.拔罐疗法联合如意金黄散外敷治疗乳汁淤积疗效观察［J］.西部中医药，2020，33（3）：104-106.

［10］龙安莉，刘勋娇，周国栋，等.乳腺导管探查术对乳汁淤积患者泌乳症状、炎性介质的影响［J］.解放军医药杂志，2022，34（7）：58-62.

［11］陈泽玲，肖德权，龚衍，等.改良四步乳腺按摩法在乳汁淤积治疗中的临床应用［J］.赣南医学院学报，2018，38（10）：1036-1037.

［12］李小寒，尚少梅.基础护理学［M］.北京：人民卫生出版社，2022.

［13］黄艳，李亚兰.常见护理操作与专业技术规范［M］.北京：人民卫生出版社，2019.

［14］中华人民共和国卫生部.医疗机构消毒技术规范（WS/T 367—2012）［S］.2012.

［15］中华人民共和国国家卫生和计划生育委员会.医疗机构环境表面清洁与消毒管理规范（WS/T 512—2016）［S］.2016.

［16］中华人民共和国国家卫生和计划生育委员会.医院医用织物洗涤消毒技术规范（WS/T 508—2016）［S］.2016.

［17］中华人民共和国国家质量监督检验检疫总局，中国国家标准化管理委员会. 疫源地消毒总则（GB 19193—2015）［S］. 2015.

［18］消毒剂使用指南［J］. 中国感染控制杂志，2020，19（2）：196–198.

［19］曲云霞. 家庭消毒：健康生活从现在开始［M］. 北京：化学工业出版社，2018.

［20］施水泉. 传染病防治216问［M］. 杭州：浙江大学出版社，2014.

［21］张流波，徐燕. 现代消毒学进展（第二卷）［M］. 北京：人民卫生出版社，2017.

［22］陈璇. 传染病护理学［M］. 2版. 北京：人民卫生出版社，2016.

［23］张琳琪，王天有. 儿科实用护理学［M］. 北京：人民卫生出版社，2018.

［24］江载芳，申昆玲，沈颖. 诸福棠实用儿科学［M］. 8版. 北京：人民卫生出版社，2015.

［25］甘露. 产后会阴护理问题及措施［J］. 临床合理用药杂志，2015，8（17）：141–142.

［26］安力彬，陆虹. 妇产科护理学［M］. 6版. 北京：人民卫生出版社，2017.

［27］姜梅. 助产士专科培训［M］. 北京：人民卫生出版社，2019.

［28］徐鑫芬，熊永芳，余桂珍. 助产临床指南荟萃［M］. 北京：科学出版社，2021.

［29］芭芭拉·哈珀. 温柔分娩［M］. 温柔星球翻译小组，译. 北京：电子工业出版社，2016.

［30］中华医学会妇产科学分会产科学组，中华医学会围产医学分会. 正常分娩指南［J］. 中华围产医学杂志，2020，23（6）：361–370.

［31］谢幸，孔北华，段涛. 妇产科学［M］. 9版. 北京：人民卫生出版社，2018.

［32］郑修霞. 妇产科护理学［M］. 5版. 北京：人民卫生出版社，2012.

［33］庞汝彦，黄小娜，陆虹. 妊娠、分娩、产后及新生儿期保健基础临床实践指南［M］. 北京：人民卫生出版社，2019.

［34］简雅娟. 母婴护理学［M］. 3版. 北京：人民卫生出版社，2019.

［35］产褥期女性的生理变化［J］. 健康向导，2014，20（6）：30.

［36］胡善绘，张宝琴. 产后运动操对预防深静脉血栓形成的应用效果［J］. 血栓与止血学，2022，28（3）：530–531.

［37］张艳红，张金凤，曲修进，等. 循证护理在剖宫产术后指导产后运动的应用［J］. 航空航天医学杂志，2012，6（6）：758–758.

［38］代敏蕊，向青. 观察孕产期盆底功能训练指导对产后压力性尿失禁电刺激治疗效果［J］. 实用妇科内分泌电子杂志，2019，6（22）：45，50.

［39］陈娟，任远，朱兰. 改良牛津肌力分级和盆底表面肌电评估女性压力性尿失禁患者盆底肌功能的相关性［J］. 中华医学杂志，2020，100（37）：2908–2912.

［40］解育新，刘佳，叶细容. 盆底超声及相关检查技术诊断产后压力性尿失禁［J］. 中国超声医学杂志，2022，38（1）：107–110.

［41］高雪莲，孙瑜，张美华. 母乳喂养与人类泌乳学［M］. 6版. 北京：人民卫生出版社，2021.

［42］任钰雯，高海风. 母乳喂养理论与实践［M］. 北京：人民卫生出版社，2018.

［43］周燕莉.细数母乳喂养的好处［J］.家庭医学，2020（12）：58.

［44］刘喜红.母乳成分与泌乳机制的研究进展［J］.发育医学电子杂志，2019，7（2）：86-89.

［45］王芝，毛孝容，刘秋越，等.基于生物养育的半躺式母乳喂养研究进展［J］.现代临床医学，2022，48（1）：42-44.

［46］王洋.对剖宫产后纯母乳喂养护理干预的效果观察［J］.中国城乡企业卫生，2022，37（4）：98-100.

［47］胡琼燕，蒋建华，赵露露，等.基于新媒体技术母乳喂养咨询服务模式的构建与应用［J］.循证护理，2022，8（16）：2214-2218.

［48］王新春，姚琴，朱丽红.早期母乳喂养的相关影响因素及其预测列线图模型的构建［J］.中国性科学，2021，30（3）：36-39.

［49］吴金婵.早期母乳喂养护理的研究进展［J］.中国城乡企业卫生，2021，36（12）：48-50.

［50］刘军，程欢，翟立红，等.不同皮肤接触时间对剖宫产新生儿早期母乳喂养行为的影响［J］.护理学杂志，2023，38（3）：36-39.

［51］董丽敏，杨瑛，任红梅.穴位按摩对产后生理性乳胀和乳汁分泌的影响［J］.中国民间疗法，2020，28（16）：47-48.

［52］陈秋娜，蒋曼，吴妙君.徒手淋巴回流疗法改善产妇生理性乳胀的效果观察［J］.按摩与康复医学，2022，13（14）：7-8，11.

［53］卜亚萍，罗洁，林晓婷，等.优质护理对产妇产后泌乳的影响［J］.实用妇科内分泌电子杂志，2021，8（35）：126-128.

［54］慧强.母乳量的估计和维持［J］.开卷有益（求医问药），2000（6）：7.

［55］任钰雯，高海风.母乳喂养理论与实践［M］.北京：人民卫生出版社，2018.

［56］祝艳.做个合格的"背奶族"［J］.人人健康，2021（11）：96.

［57］吴玉兰.母婴分离后母乳储存的护理进展［J］.实用临床护理学电子杂志，2018，3（49）：192-193.

［58］王书兰，孙秀红，孙智勇，等.不同温度和容器保存对新鲜母乳成分的影响［J］.中华新生儿科杂志（中英文），2020，35（4）：5.

［59］应敏，范英英.不同喂奶方法预防新生儿呛奶的效果观察［J］.护理学报，2010，17（18）：49-50.

［60］姚青.新生儿发生呛奶时的预防措施及处理技巧［J］.医药前沿，2017，7（24）：364-365.

［61］金朋，朱烈烈，孟伟阳，等.183例儿童坠落伤患者流行病学特点分析［J］.中华创伤杂志，2014，30（2）：3.

［62］王钱锋，张燕军，唐春福.院前急救儿童高处坠落伤64例分析［J］.中国乡村医药，2022，29（7）：20-21.

［63］姚静.多发伤的院前急救与护理［J］.中国误诊学杂志，2006（18）：3637.

［64］陈显辉.儿童意外伤害的预防［J］.中西医结合心血管病电子杂志，2018，

6（19）：46.

［65］王斌莉，李丽，周琦. 学龄前儿童家长对儿童烫伤预防及应急安全知识的调查［J］. 中国保健营养，2019，29（7）：368.

［66］莫壮凯，胡永才，周海洋，等. 儿童烫伤入院前创面处理情况调查［J］. 中国药物经济学，2012（6）：383–384.

［67］张全发. 儿童意外伤害1036例分析［J］. 中国急救复苏与灾害医学杂志，2015（12）：2.

［68］朱忠生，周少明，蔡华波. PICU 264例小儿意外伤害临床分析［J］. 中国小儿急救医学，2015，22（8）：3.

［69］郭鑫. 儿童意外伤害189例分析［J］. 中国小儿急救医学，2007，14（3）：1.

［70］李思维，宋宵，张珩，等. 西北妇女儿童医院儿童误服中毒回顾性分析及防范措施［J］. 临床医学研究与实践，2020，5（35）：13–15.

［71］刘素云，罗勤，易爱兰. 22例溺水儿童临床研究及急救体会［J］. 江西医药，2017，52（6）：528–529.

［72］张玉雄. 53例溺水儿童救治情况临床分析［J］. 中国实用医药，2012，7（10）：71–72.

［73］刘玉玲，付四毛，陈昂，等. 儿童看护人对儿童意外伤害知识、行为和态度的调查研究［J］. 国际医药卫生导报，2019，25（8）：5.

［74］李洋，董晓梅，王声湧，等. 社区居民卫生应急意识与能力调查［J］. 中华流行病学杂志，2013，34（10）：5.

［75］毛萌，江帆. 儿童保健学［M］. 4版. 北京：人民卫生出版社，2020.

［76］杨玉凤. 儿童发育行为心理评定量表［M］. 北京：人民卫生出版社，2023.

［77］崔焱，仰曙芬. 儿科护理学［M］. 6版. 北京：人民卫生出版社，2017.

［78］中华医学会儿科学分会内分泌遗传代谢学组，中华医学会儿科学分会儿童保健学组，中华儿科杂志编辑委员会. 儿童体格发育评估与管理临床实践专家共识［J］. 中华儿科杂志，2021，59（3）：169–174.

［79］中华人民共和国国家卫生健康委员会. 0~6岁儿童眼保健及视力检查服务规范（试行）［J］. 中国实用乡村医生杂志，2021，28（8）：6–12.

［80］中华人民共和国国家卫生健康委员会. 儿童耳及听力保健技术规范［J］. 中国乡村医药，2013（14）：87–88.

［81］黎海芪，毛萌. 实用儿童保健学［M］. 2版. 北京：人民卫生出版社，2022.

［82］中华人民共和国国家卫生健康委员会. 医院隔离技术标准WS/T 311—2023［S］. 2023.

［83］胡必杰，刘荣辉，刘滨，江佳佳. SIFIC医院感染预防与控制操作图解［M］. 1版. 上海：上海科学技术出版社，2015.

附录

附录一　母婴护理师岗位工作标准和职责

1　范围

本标准规定了母婴护理师的任职资格及岗位职责。

本标准适用于从事母婴护理的服务人员。

2　任职资格

2.1　持有有效的居民身份证，具有合法的劳动从业资格。

2.2　信守职业道德，遵纪守法，无刑事犯罪记录。

2.3　女性，年龄在18周岁以上，55周岁以下。

2.4　无生理性缺陷，无精神病史和各类传染病，具有二级甲等及以上医院出具的有效的健康证明。

2.5　初中及以上文化程度，能讲普通话，并有流畅的语言表达能力和较强的亲和力。

2.6　熟悉母婴护理服务程序和规范要求，具备与母婴护理服务相适应的岗位知识和技能，具有相应的职业资格证书。

3　岗位职责

3.1　产妇照料。

3.1.1　合理安排产妇的饮食营养，烹饪时应调剂饭菜花样。

3.1.2　指导产妇掌握母乳喂养的方法及婴儿喂哺常识。

3.1.3　做好产妇的健康护理及产褥期常见病的预防。

3.1.4　指导产妇学做产后操，指导产妇形体恢复，以利于产妇的子宫复位。

3.2　婴儿照料。

3.2.1　正确调配奶粉，合理添加辅食，制作婴儿饭菜。

3.2.2　根据婴儿实际情况正确地喂水、喂奶，并做好记录。

3.2.3　每天做好洗澡、洗脸、洗头、洗屁股等个人清洁卫生工作。

3.2.4 每天勤换纸尿裤，洗婴儿衣服，定期拆洗被褥。

3.2.5 为婴儿修剪指（趾）甲，穿脱衣服，更换纸尿裤。

3.2.6 观察、照料婴儿的睡眠。

3.2.7 清洗消毒奶瓶、餐具、玩具等婴儿用品。

3.2.8 每天进行新生儿抚触。

3.2.9 定期测量、观察婴儿体温和身体健康状况。

3.2.10 观察大小便的色、质、量，如有异常及时告知家长。

3.2.11 每天进行脐带护理、臀部护理等。

3.2.12 配合完成预防接种工作，协助家长做好常见病的预防。

3.2.13 对患病婴儿进行科学护理。

3.2.14 辅导婴儿学会使用适宜的玩具，对婴儿进行动作技能训练，进行婴儿语言开发。

（肖桂华）

附录二 母婴护理师24小时工作流程及服务内容

附表2-1 母婴护理师24小时工作流程及服务内容

护理时间	工作流程及服务内容
6：00—8：00	指导并协助产妇加餐，提醒产妇及陪同家属起床，整理床单位，协助护士做好晨间护理，协助产妇做好个人卫生。
	提醒产妇床上洗漱，喝杯温开水促进排泄，并协助产妇床上用餐。
	协助产妇喂奶，婴儿吃饱奶后及时给其拍嗝，并让婴儿侧卧位睡。
8：00—10：00	指导产妇家属制作月子餐，避免产妇营养过度或营养不足。
	指导产妇注意手卫生，保持口腔清洁、无异味；注意婴儿的呼吸、精神状态，随时观察婴儿黄疸情况；观察婴儿的体温、大小便状况，为婴儿做好个人清洁卫生。
	协助产妇洗漱、床上擦浴，协助如厕，观察恶露，会阴部清洗消毒；协助产妇吃早餐，完善餐后整理。
	协助产妇第二次喂奶，拍嗝后置于侧卧位。
	病室每天通风2次，每次30分钟，保持空气新鲜，做好床单位卫生以及母婴用物的清洗、消毒、归类。
10：00—12：00	指导并协助产妇加餐。
	协助产妇第三次喂奶，拍嗝后置侧卧位。
	心理护理：帮助产妇适应角色转变（母亲），在护理过程中理解产妇的感受，耐心倾听产妇的诉说，应创造安静、舒适的环境，避免与其他具有焦虑情绪的产妇和亲属接触，可以让与产妇有关的医护人员介绍环境和同病室友，减轻其陌生感。
	术后护理：在护理过程中指导采取舒适卧位，硬膜外麻醉去枕平卧6小时后可翻身，及时系腹带减轻伤口张力；护理操作应轻柔集中；教会产妇遇咳嗽时合理按压伤口，减轻疼痛。
	输液护理：在护理过程中应随时观察输液情况，保持通畅，滴管不能空。
	导尿管护理：导尿管通畅，擦洗会阴，消毒，记录尿量，拔管前夹管。母婴护理师应指导并协助产妇拔管后第一次小便、顺产第一次小便。
	产后运动：应指导并协助产妇翻身、摆放体位、床上被动舒缓按摩、下床、做产后恢复运动操。
	产后伤口：观察、沙袋止血、腹带固定、消毒。

护理时间	工作流程及服务内容
10：00—12：00	子宫复旧：手法按摩，区分剖宫产与顺产的手法力度。
	恶露观察：颜色、量、性质。
	会阴护理：清洗、消毒、保护。
	指导并协助产妇进行乳房按摩（开奶手法、排奶手法、吸奶器管理）及哺乳（三早：早接触、早吸吮、早开奶）。
12：00—14：00	协助产妇第四次喂奶，在护理过程中应指导产妇喂养知识、技巧，尤其在产妇哺乳时应给予协助，让产妇放松；哺乳姿势可以选择侧卧式、环抱式或坐式；示范采取舒适的体位，帮助母乳喂养，使婴儿含接乳头及大部分乳晕，有效吸吮。
	不定时观察婴儿的大小便、精神状态、喂养情况、皮肤状态、口耳鼻情况、呼吸状态等。
	指导并协助婴儿三浴：①沐浴（洗脸、洗澡、游泳），保持五官、脐部、会阴部清洁、滋润、皮肤完整；②日光浴（太阳光照），促进黄疸消退、钙质吸收；③空气浴（户外活动的自然空气）。应指导并协助进行抚触、被动操、视听训练、婴儿情智训练。
14：00—16：00	协助产妇加餐，应指导并协助产妇与其家人互动，共同学习新生儿基础护理知识，健康宣教，提醒产妇注意休息，劳逸结合。
	协助产妇第五次喂奶，按摩乳房，拍嗝后置于侧卧位。
	观察婴儿的大小便、精神状态、喂养情况、皮肤状态、口耳鼻情况、呼吸状态等。
16：00—18：00	给婴儿清洗、换纸尿裤，协助产妇第六次喂奶。
18：00—20：00	指导并协助产妇加餐，指导做产后操。
	协助产妇第七次喂奶、拍嗝及乳房按摩。
20：00—22：00	母婴用物清洗、消毒、分类管理。
	协助产妇进餐并征求意见，指导明天月子餐的采购。
22：00—24：00	协助产妇睡前洗漱，子宫复旧，观察恶露，提示产妇晚上保持平躺睡姿，不要压迫乳房，防止乳腺导管堵塞、急性乳腺炎。
	给婴儿洗漱（必要时洗澡）。
	协助产妇第八次喂奶，给婴儿拍嗝后交家属监护。

注意：婴儿按需喂养。每次哺乳后排空乳汁，最好每天深度按摩排空1次，并实施乳头保护，保持乳汁充足、新鲜、营养。多体位睡觉，避免乳房受压，预防乳汁郁结、乳腺导管堵塞。

附录三 产前护理考核要点

产前护理考核要点见附表3-1。

附表3-1 产前护理考核要点

行为领域	考核范围	考核要点
理论准备	妊娠期	女性生殖系统解剖及生理。
		妊娠期保健。
		妊娠期营养。
		临产前准备。
技能训练	妊娠期	妊娠期家庭自我监护。
		产妇保健指导。